SUSANNA BINGEMER

FETTE HELDEN

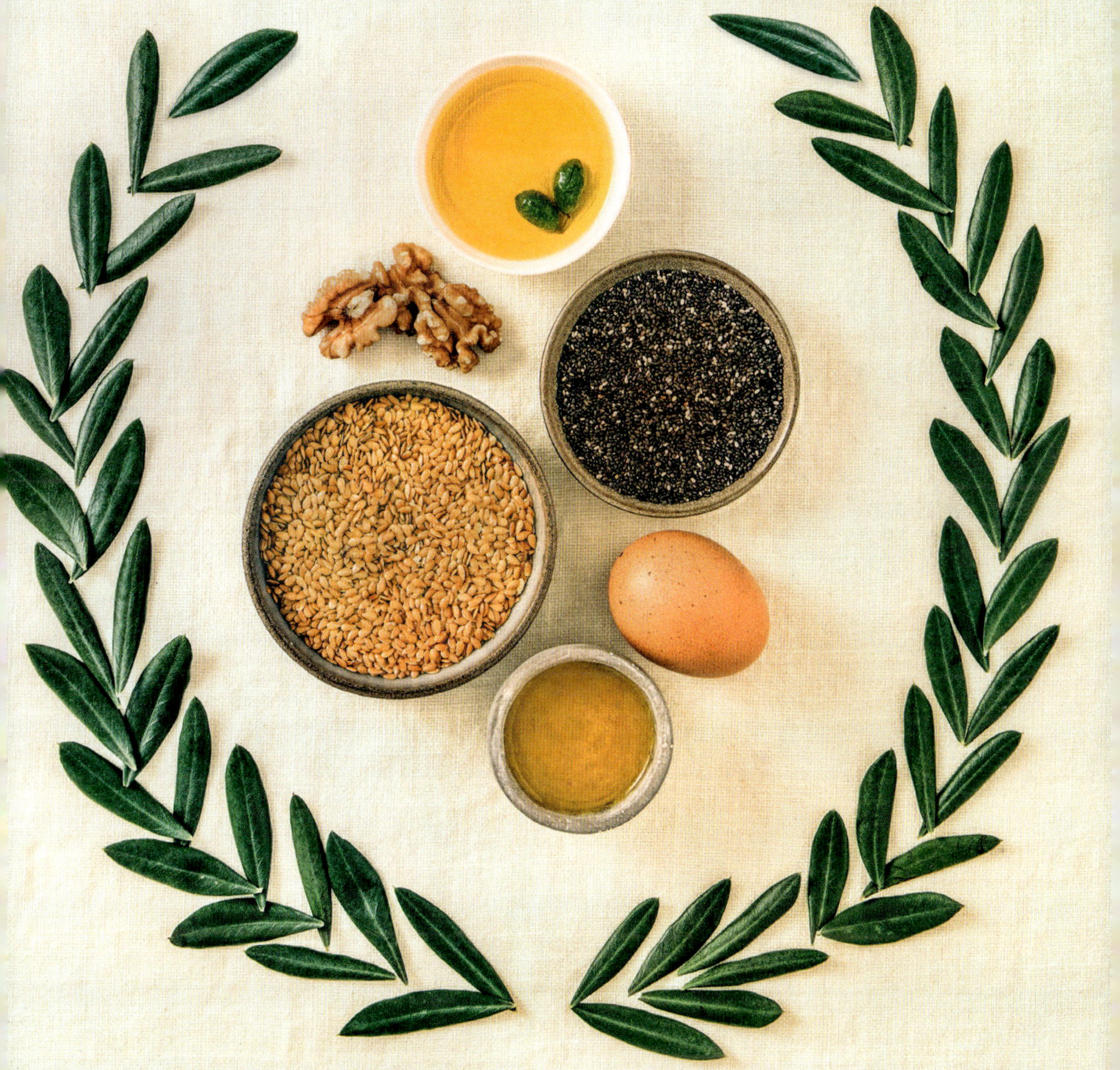

THEORIE

PRAXIS

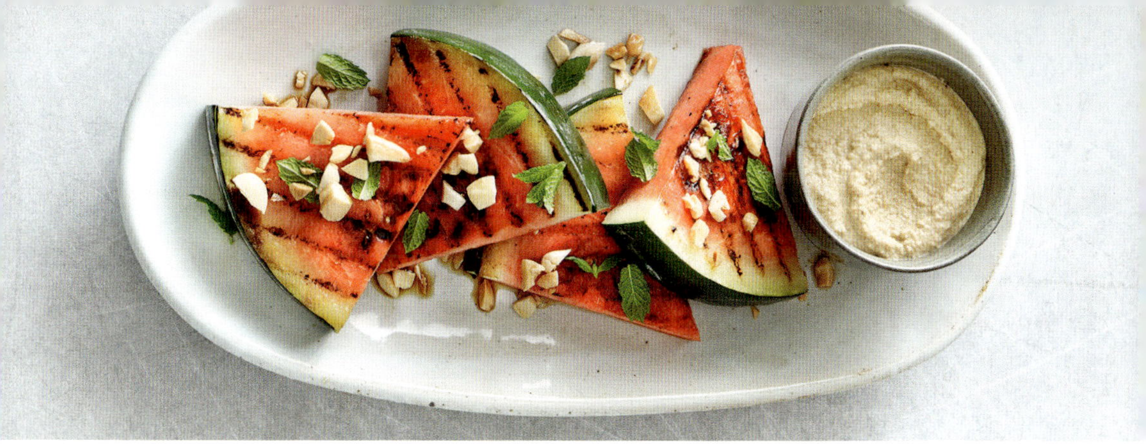

SERVICE

Die Zeiten, in denen wir jedes Gramm Fett bedrohlich fanden, sind endgültig vorbei. Heute wissen wir: Gesunde Fette machen fit, schlank und sind wichtig für viele lebensnotwendigen Funktionen unseres Körpers. Entscheidend dabei ist die Wahl der richtigen Fette und ihre optimale Verwendung.

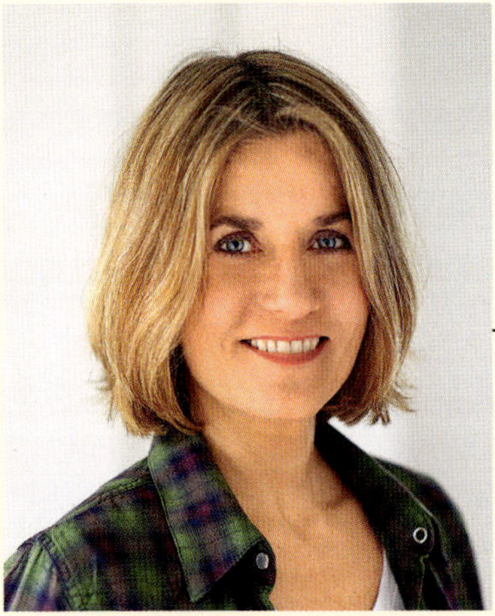

Susanna Bingemer
ist Journalistin und Food-Autorin und schreibt seit Jahren Magazinbeiträge und Bücher über kulinarische Traditionen und Trends. Dabei beschäftigt sie sich vor allem mit der Frage, wie Essen unsere Gesundheit beeinflusst.
Ihr Wissen über gesunde Ernährung gibt sie auch in Vorträgen weiter. Auf ihrem Blog www.eatsleepgreen.de sowie auf Instagram teilt sie zudem viele ihrer innovativen Rezeptideen und gibt Tipps für einen ausgewogenen natürlichen Lebensstil. Im GRÄFE UND UNZER VERLAG sind unter anderem ihre Bücher »Superfoods – Kraftpakete aus der Natur« und »Chia – Das Superkorn für den Stoffwechselkick« erschienen.

EIN WORT VORAB

Kaum ein Bestandteil unserer Nahrung wird so kontrovers diskutiert wie Fett. Doch neueste Forschungen kommen zu der Erkenntnis: Fett ist nicht böse! Im Gegenteil, bestimmte Fette sind sogar lebensnotwendig für uns. Sie unterstützen nicht nur wichtige Vorgänge in unserem Körper und Gehirn, sondern machen noch dazu satt und zufrieden. Deshalb können sie uns sogar helfen, schlank zu werden und zu bleiben.

Doch welche Fette sind nun gesund und welche sollten wir lieber meiden? Wie so oft beim Thema Ernährung gibt es darauf nicht die eine allgemeingültige Antwort. Deshalb bekommen Sie hier einen Überblick über die Vor- und Nachteile der verschiedenen Fette. So erfahren Sie unter anderem das Wichtigste über gesättigte und ungesättigte Fette sowie über Omega-3- und Omega-6-Fettsäuren und ihr optimales Verhältnis zueinander. Außerdem stelle ich Ihnen die 15 wichtigsten Nahrungsmittel vor, in denen besonders viele gesunde Fettsäuren stecken – das sind vor allem pflanzliche Nahrungsmittel, darunter viele wertvolle Öle.

Ergänzend gibt es im zweiten Kapitel des Buchs über 50 Rezepte, in denen die porträtierten Fette und Öle für ganz viel Geschmack und das gesunde Plus sorgen. Und weil Ernährung nur eine der Säulen eines ausgewogenen Lebensstils ist, geht es im dritten Kapitel auch um Bewegung, Entspannung und eine gesunde Alltagsroutine. In meinem 3-Wochen-Programm für mehr Energie, Fitness und Gesundheit bringen diese Tipps und natürlich viele gute Fette Ihr Wohlbefinden dann auf das nächste Level.

Tauchen Sie ein in die Welt der gesunden Fette!

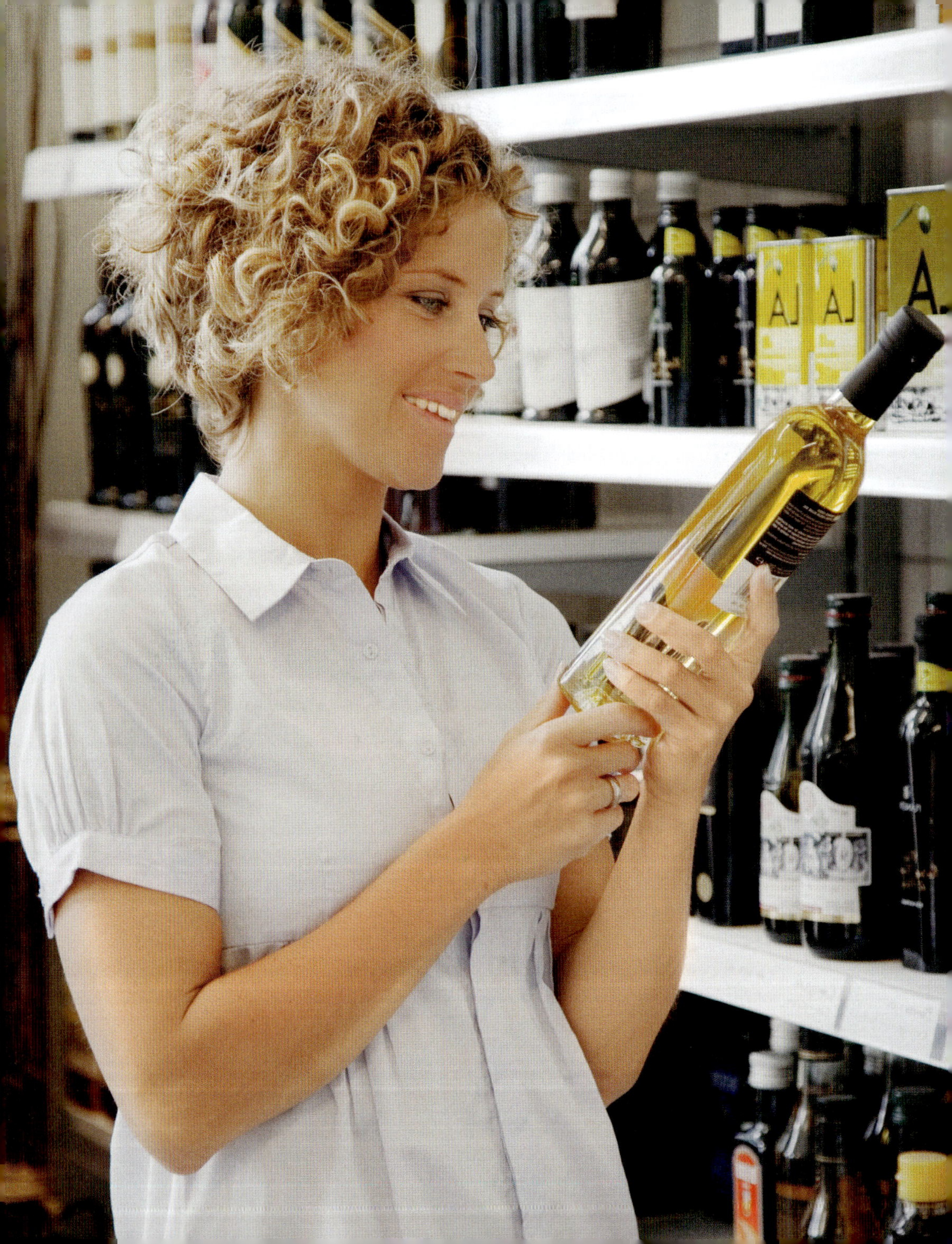

UNSERE NAHRUNGSFETTE

Entdecken Sie die Welt der gesunden Fette. Sie liefern wichtige Nährstoffe und machen unser Essen schmackhaft. Auch gesättigte Fette sind besser als ihr Ruf. Entscheidend für Fitness und Wohlbefinden ist der richtige Fettemix.

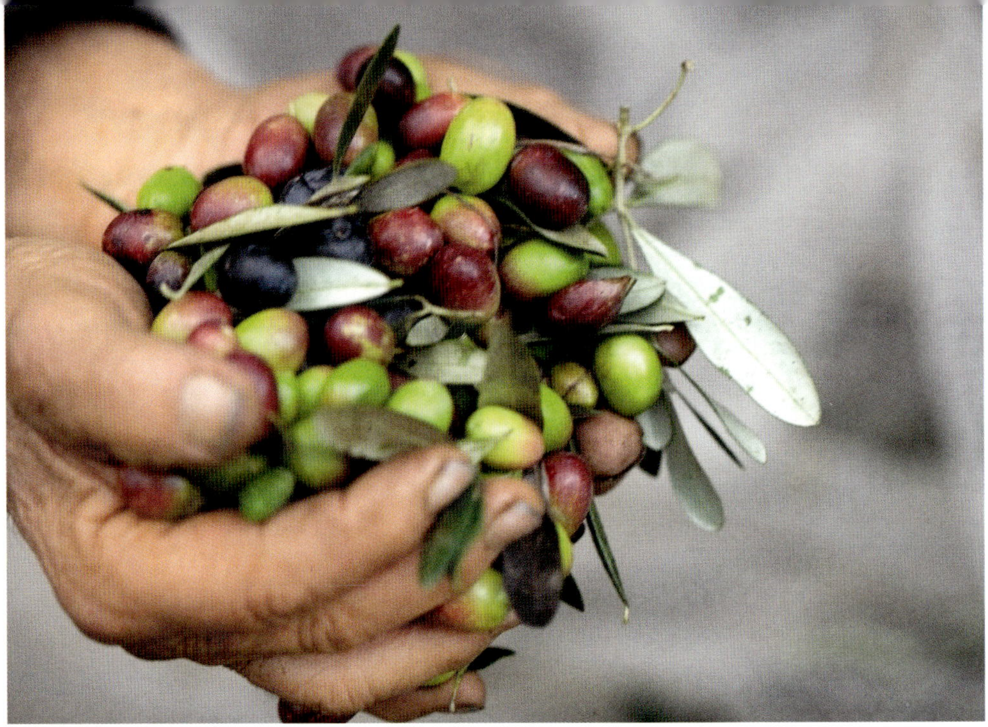

GUT ODER SCHLECHT? FETTE FAKTEN

Dass Fett nicht automatisch zu Hüftspeck wird, ist mittlerweile bekannt. Gesunde Fette sättigen nachhaltig, sind Geschmacksträger und lebensnotwendig für viele Vorgänge in unserem Körper. Aber was macht diese Fette so gesund? Und welche Fette sind das überhaupt? In diesem Kapitel erfahren Sie alles Wichtige über gesättigte und ungesättigte Fette, über Omega-3- und Omega-6-Fettsäuren, über schädliche Transfette und Lightprodukte. Und Sie lesen, welche Fette Sie zum Kochen und welche Sie lieber nur für die kalte Küche verwenden sollten, was es mit dem Rauchpunkt auf sich hat und wie Sie die wertvollen Fette und Öle auch äußerlich für Ihr Wohlbefinden und Ihre Schönheit anwenden können. Tauchen Sie also ein in die Welt der gesunden Fette.

NAHRUNGSFETTE

Fett in Lebensmitteln ist immer eine Komposition verschiedener Fettsäuren. Diese Fettsäuren sind zu Dreiergespannen verbunden, den sogenannten Triclyceriden. Sie bestehen aus einem Glycerinmolekül, an dem drei Fettsäuren hängen. Bei diesen wiederum handelt es sich um unterschiedlich lange Kohlenstoffketten, an die rundherum Wasserstoffatome angedockt sind.
Bei gesättigten Fettsäuren ist jede Andockstelle der Kohlenstoffatome mit einem solchen Wasserstoffteilchen besetzt. Wenn nun aber an irgendeiner Stelle ein Wasserstoffatom fehlt, entsteht zwischen den Kohlenstoffatomen eine Doppelbindung und die Fettsäure bekommt einen Knick. Und je mehr solcher Knicke eine Fettsäure hat, desto ungesättigter ist sie.

Gesättigte Fettsäuren

Lange Zeit galten sie als ungesund, so wurden sie mit einem erhöhten Herzinfarktrisiko in Verbindung gebracht. Doch inzwischen vertreten mehr und mehr Experten die Ansicht, dass gesättigte Fettsäuren (GFS) zu Unrecht einen schlechten Ruf haben und in unserem Körper sogar positiv wirken können. Doch der Reihe nach: Weil gesättigte Fettsäuren in ihrer Struktur gerade sind und keine Knicke haben, liegen sie sehr dicht aneinander. Deshalb sind Fette, die viele gesättigte Fettsäuren enthalten, bei Raumtemperatur fest. Das sind zum Beispiel Milchfette wie Butter und Butterschmalz, aber auch Kokos- und Palmkernöl.
Ein Vorteil dieser Fette ist, dass sie sehr unempfindlich sind. Sie können lange gelagert und gut erhitzt werden. Auch ihre Stabilität ist einer der großen Pluspunkte der GFS. Im Gegensatz zu ungesättigten Fettsäuren oxidieren sie auch bei ungünstigen Bedingungen nicht. Und dies ist wichtig, weil oxidiertes Fett unseren Körperzellen schaden kann (**siehe Seite 13**). Gesättigte Fettsäuren verleihen zudem unseren Zellmembranen und Geweben Festigkeit und Struktur – sie halten sozusagen den Inhalt der Zellen zusammen. Und: Der Körper kann GFS leicht aufbrechen und für seinen Energiebedarf nutzen.

CHOLESTERIN

Was aber ist dran an der häufig gehörten Aussage, gesättigte Fettsäuren erhöhten das Cholesterin im Blut? Zuallererst: Cholesterin ist nicht unser Feind, sondern ein Stoff, der in unserem Körper wichtige Funktionen übernimmt (**siehe Seite 38**). Zudem konnte inzwischen nachgewiesen werden, dass das Cholesterin aus der Nahrung keine negativen Auswirkungen auf das Blutcholesterin hat. Grob zusammengefasst: Bei einigen Menschen erhöht das Cholesterin aus der Nahrung zwar das sogenannte schlechte LDL-Cholesterin im Blut, es erhöht aber auch das gefäßschützende sogenannte gute HDL-Cholesterin, was sich schließlich neutral auf den Cholesterinspiegel auswirkt.

Zudem konnte gezeigt werden, dass auch LDL-Cholesterin nicht grundsätzlich schädlich ist. Es besteht aus großen leichten und kleinen festen Teilchen. Und nur die kleinen LDL-Teilchen können Herzerkrankungen verursachen. Wenn Sie gesättigte Fette essen, nehmen Sie jedoch die harmlosen großen LDL-Teilchen auf. Als entscheidende Ursache für zu hohe Cholesterinwerte im Blut gilt deshalb inzwischen nicht mehr der Fettkonsum eines Menschen, sondern der Verzehr von Zucker beziehungsweise Kohlenhydraten, die der Körper in Zucker umwandelt. Als Reaktion produziert die Leber Fette. Zucker und Kohlenhydrate lassen die Fettwerte im Blut deshalb geradezu nach oben schießen.

DER RICHTIGE MIX

Nur bei einem Omega-3-Mangel, an dem allerdings die meisten Menschen leiden, können gesättigte Fette zum Problem werden. Wenn Sie jedoch genügend Omega-3-Fette mit Ihrer Ernährung aufnehmen, wirken gesättigte Fette auf Ihr Cholesterin neutral oder sogar positiv. Dieser Zusammenhang macht deutlich, dass die verschiedenen Fettsäuren nicht isoliert voneinander wirken. Der richtige Fettemix ist entscheidend!

Das gilt auch hinsichtlich der verbreiteten Meinung, dass GFS Entzündungen verursachen können. Doch auch dies scheint nur dann zuzutreffen, wenn gleichzeitig zu wenig Omega-3-Fette und zu viele Kohlenhydrate aufgenommen werden.

Umgekehrt können GFS bei einer kohlenhydratarmen, aber ballaststoff- und Omega-3-reichen Ernährung sogar dazu beitragen, Entzündungen zu verringern.

BESSER ALS IHR RUF – GESÄTTIGTE FETTE HABEN VIELE TALENTE

- Sie versorgen das Gehirn mit der notwendigen Energie. Dadurch senken sie auch das Risiko, an Demenz zu erkranken.
- Sie lassen die Lunge besser arbeiten.
- Sie helfen dem Körper, Hormone wie Östrogen und Testosteron zu produzieren.
- Sie sind erforderlich, damit Nerven und Nervensystem richtig funktionieren und damit auch der gesamte Stoffwechsel.
- Sie sind der bevorzugte Brennstoff des Herzes.
- Sie schützen die Leber vor Schäden durch Giftstoffe und freie Radikale.
- Sie verbessern die Aufnahme von Kalzium und stärken so die Knochen.
- Sie können die fettlöslichen Vitamine A, D, E und K liefern und transportieren.
- Sie geben schnelle Energie, machen lange satt und verhindern Heißhungerattacken.
- Sie helfen, Entzündungen im Körper zu unterdrücken.
- Sie können dazu beitragen, den Cholesterinwert im Blut zu senken.
- Fettsäuren wie Laurinsäure stärken das Immunsystem und verbessern die Kommunikation zwischen den Zellen. Das wirkt auch als Schutz vor Krebs.

ABNEHMEN MIT LOW CARB HIGH FAT

Auf den neuesten Erkenntnissen zur Wirkung von Fetten auf unseren Körper basiert auch der erfolgreiche Diättrend LCHF.

Bei der Ernährung nach den Regeln von Low Carb High Fat (LCHF) geht es darum, möglichst wenig Kohlenhydrate und viel Fett zu sich zu nehmen. Dadurch stellt sich der Stoffwechsel auf Fettverbrennung um und Gewicht kann reduziert werden. Wichtig dabei ist die sogenannte Ketose, ein Zustand, in dem der Körper Energie aus Fett gewinnt.

DAS PRINZIP KETOSE

Normalerweise bezieht unser Körper Energie aus Kohlenhydraten. Fehlen diese, muss der Organismus sich aus anderen Quellen wie Fetten und Proteinen bedienen. Fette werden dazu in der Leber zu sogenannten Ketonen umgebaut. Eine ketogene Ernährung setzt folglich auf extrem wenig Kohlenhydrate, gemäßigte Eiweißzufuhr und viel gesundes Fett. So wird der Körper dazu gebracht, vom üblichen Glukose- in den Fettstoffwechsel umzuschalten. Um diese körpereigene Fettverbrennungsmaschine anzuwerfen, braucht unser Organismus zwei bis vier Wochen. Der Speiseplan in der LCHF-Ernährung sollte zu etwa 5 Prozent aus Kohlenhydraten, 35 Prozent aus Proteinen und 60 Prozent aus gesunden Fetten bestehen. Hat der Körper dann gelernt, seine Fettreserven anzuzapfen, funktioniert das auch noch lange nach einer Keto-Diät – vorausgesetzt die Ernährung ist weiterhin ausgewogen. Eine LCHF- oder Keto-Diät bedeutet jedoch nicht, ständig viel Fleisch zu essen. Der Schwerpunkt liegt auf gesunden Fetten aus Avocado, Olivenöl oder Nüssen, die ab **Seite 31** auch in diesem Buch vorgestellt werden. Zucker, Obst (außer Beeren in kleinen Mengen), Alkohol und Fertigprodukte sind in der LCHF-Ernährung weitgehend tabu, ebenso Kohlenhydrate aus Brot, Nudeln, Hülsenfrüchten und Kartoffeln. Erlaubt sind kohlenhydratarme Gemüsesorten wie Blattsalat, Gurke oder Paprika.

VOR- UND NACHTEILE

Vorteil dieses Speiseplans ist es, dass wir in Ketose Gewicht verlieren ohne Hungerattacken und Jo-Jo-Effekt. Da die Keto-Diät den Fastenstoffwechsel stimuliert, kann es jedoch am Anfang zu Beschwerden wie Müdigkeit und Kopfschmerzen kommen. Zudem funktioniert das Gehirn auf lange Sicht schlechter, wenn ihm Kohlenhydrate fehlen. Experten empfehlen deshalb, eine Keto-Diät nicht länger als zwei Monate durchzuführen.

Einfach ungesättigte Fettsäuren

Sie bilden sozusagen die goldene Mitte unter den Fettsäuren: einfach ungesättigte Fettsäuren oder kurz EUFS. Sie haben genau einen Knick und liegen daher etwas loser aneinander als gesättigte Fettsäuren, sind also bei hoher Hitze nicht ganz so stabil wie diese. Andererseits sind sie aber deutlich stabiler als mehrfach ungesättigte Fettsäuren. Das ist auch der Grund, warum EUFS flüssig sind, im Kühlschrank aber fest werden.
Der wichtigste Vertreter dieser Gruppe ist die Ölsäure. Und das bekannteste Nahrungsmittel mit viel Ölsäure ist wohl die Olive. Aber auch Avocados, Raps, die meisten Nüsse, einige Fischarten, Milchprodukte und andere tierische Nahrungsmittel enthalten EUFS. Während Fleisch aus herkömmlicher Zucht nur wenige hat, stecken in Fleisch von Weidetieren und in Wildfleisch sehr viele einfach ungesättigte Fettsäuren. Auch unser Körper selbst kann diese Fettsäuren herstellen, deshalb sind sie nicht essenziell.

REICH AN EUFS

Lebensmittel	EUFS/100 g
Olivenöl	73,1 g
Rapsöl	63,3 g
Macadamianusskerne, geröstet	59,3 g
Mandeln	33,6 g
Kakaobutter	32,9 g
Cashewkerne	27,4 g
Erdnusskerne	24,5 g
Pistazien	23,2 g
Kürbiskerne	16,2 g
Avocados	9,8 g

GESUNDE MITTELMEERKKÜCHE

Olivenöl und andere Öle mit einem hohen Anteil an EUFS (um 60 Prozent oder mehr) sind sehr gut zum Braten geeignet, weil sie relativ hitzebeständig sind und zudem gesund: EUFS können den Anteil des unerwünschten LDL-Cholesterins im Blut senken, während sie die Konzentration des vorteilhaften HDL-Cholesterins nicht beeinflussen. Länder wie Italien und Griechenland, in denen viel Olivenöl und Nüsse verzehrt werden, haben weltweit die geringsten Herzerkrankungsraten. Für die Gesundheit von Herz und Herz-Kreislauf-System empfehlen Kardiologen deshalb die mediterrane Ernährung mit viel Olivenöl. Einfach ungesättigte Fette sind außerdem reich an Vitamin E und anderen Antioxidantien. Sie verbessern die Insulinsensitivität und verringern das Diabetes- und das Brustkrebsrisiko. Außerdem lindern sie Schmerzen und Steifheit bei rheumatischer Arthritis und können beim Abnehmen helfen und das gefährliche Bauchfett verringern. Setzen Sie einfach ungesättigte Fettsäuren deshalb möglichst oft auf den Speiseplan.

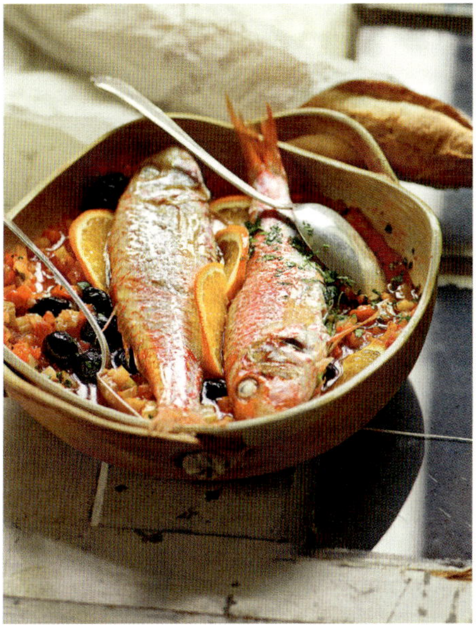

Eine mediterrane Kost mit Olivenöl, Fisch und Nüssen trägt nachweislich zur Herzgesundheit bei.

Mehrfach ungesättigte Fettsäuren

Weil unser Körper sie nicht selbst herstellen kann, muss er mehrfach ungesättigte Fettsäuren (MUFS) mit der Nahrung aufnehmen. Und zwar unbedingt, denn ohne sie können wir nicht leben. Deshalb werden diese Fettsäuren auch als essenziell bezeichnet. Nach ihrem chemischen Aufbau unterscheidet man zwei Hauptgruppen: Omega-3- und Omega-6-Fettsäuren. Aus ihnen werden wichtige hormonähnliche Regulatorstoffe gebildet, die verschiedene Aufgaben in unserem Stoffwechsel erfüllen: Sie spielen eine bedeutende Rolle bei der Zell-, Immun- und Hormonfunktion. Omega-3-Fette regulieren unter anderem die Insulinausschüttung sowie Entzündungsprozesse. Sie sind deshalb wichtig, um Diabetes, Arthritis, Autoimmunkrankheiten und sogar Depressionen vorzubeugen. Auch Omega-6-Fettsäuren übernehmen viele wichtige Funktionen im Körper. Was aber zu beachten ist: Da beide Fettsäuren sozusagen zusammenarbeiten, ist ein gutes Mengenverhältnis der beiden zueinander entscheidend, damit sie ihre positive Wirkung voll entfalten können. Ist das Verhältnis nicht ausgewogen, kann sich die positive Wirkung dieser Fette ins Gegenteil verkehren (**siehe Seite 14**).

GESUND, ABER EMPFINDLICH

Ein zweiter wichtiger Punkt, den es bei den MUFS zu beachten gilt, ist, dass sie im Gegensatz zu den einfach ungesättigten Fettsäuren mehrere Knicke haben und somit nicht sehr stabil sind. Deshalb sind Öle mit einem hohen Anteil an mehrfach ungesättigten Fettsäuren auch in kaltem Zustand flüssig. Außerdem reagieren sie empfindlich auf Licht, Luft und Hitze und müssen unbedingt schonend verwendet und gelagert werden, sonst verwandeln sich diese eigentlich gesunden Fettsäuren in höchst ungesunde.
Werden MUFS beispielsweise erhitzt, oxidieren sie. Das bedeutet, sie entwickeln freie Radikale, die unsere Körperzellen schädigen und dadurch Krankheiten wie Diabetes, Krebs, Autoimmunerkrankungen oder auch Demenz fördern können.

OMEGA-6- UND OMEGA-3-FETTE

Die wichtigste Omega-6-Fettsäure ist die Linolsäure (LA). Sie steckt vor allem in Keim- und Pflanzenölen wie Maiskeim-, Distel-, Sojabohnen- und Sonnenblumenöl, bestimmten Nüssen und Samen, aber auch in verarbeiteten Fetten wie Margarine und Frittieröl. Wie die Omega-3-Fette sind auch Omega-6-Fette wichtig für die Produktion lebensnotwendiger Eicosanoide in unserem Körper. Das sind Gewebehormone, die Informationen zwischen den Zellen weitergeben. Je nachdem, was gesteuert werden soll, werden entweder Omega-6- oder Omega-3-Fettsäuren freigesetzt. Deshalb sollten beide Fettsäuren in bestimmter Menge im Blut vorhanden sein. Als ideal gilt ein Verhältnis von Omega 6 zu Omega 3 von 3:1, also dreimal mehr Omega-6- als Omega-3-Fette. Mit unserer modernen Nahrung nehmen wir inzwischen aber viel zu viele Omega-6- und gleichzeitig zu wenige Omega-3-Fette auf, das Verhältnis liegt bei 20:1 und höher. Dies kann entzündliche Prozesse im Körper fördern, die Funktion des Immunsystems herabsetzen und zu Gewichtszunahme führen.

WENIGER OMEGA-6-FETTE ESSEN

Deshalb lautet die Devise: Reduzieren Sie den Verzehr von Lebensmitteln mit vielen Omega-6-Fetten wie raffinierte Öle und damit auch Fertigprodukte, die diese Öle oft enthalten. Auch in industriell hergestelltem Fleisch, Milch und Eiern sind zu viele Omega-6-Fette – bedingt durch zu wenig Bewegung und Getreidefütterung der Tiere.
Konzentrieren Sie sich stattdessen auf Nahrungsquellen mit entzündungshemmenden Omega-3-Fetten. Die wichtigste mittelkettige Omega-3-Fettsäure ist die Alpha-Linolensäure (ALA). Sie steckt vor allem in pflanzlichen Nahrungsmitteln wie Lein- und Hanfsamen, Chia-Samen und ihren Ölen sowie in Rapsöl und in Walnüssen. Verwenden Sie diese Nahrungsmittel häufig, aber achten Sie darauf, dass ihre empfindlichen Fettsäuren nicht ranzig werden, also oxidieren.

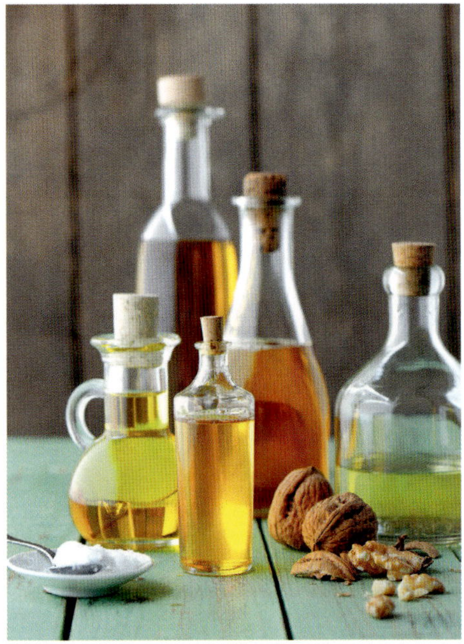

Öle mit vielen wertvollen Omega-3-Fettsäuren sollten Sie vor allem in der kalten Küche genießen.

TOP: LANGKETTIGE OMEGA-3-FETTE

Noch vorteilhafter als die mittelkettige Alpha-Linolensäure sind die langkettigen Omega-3-Fettsäuren DHA (Docosahexaensäure) und EPA (Eicosapentaensäure) für uns. DHA ist der lebenslange Baustoff für unser Gehirn. Sie bestimmt die Intelligenz, die Lernfähigkeit, die Leistungsfähigkeit und auch Gefühle wie Traurigkeit und Wut. EPA ist der Fettbaustein für Gewebehormone, die gegen Herzinfarkt, Schlaganfall und Entzündungen wirken. In kleinen Mengen kann Alpha-Linolensäure im Körper in DHA und EPA umgewandelt werden, allerdings nur, wenn sich im Körper nicht zu viel Linolsäure befindet – ein weiterer Grund, Omega-6-Fette in der Nahrung zu reduzieren.
Sehr gut verwertbare DHA und EPA stecken in fettem Kaltwasserfisch wie Lachs, Makrele und Hering und auch in Wildfleisch. Für Vegetarier und Veganer sind Algen eine ideale Alternative. Sie sind die einzigen pflanzlichen Quellen für langkettige Omega-3-Fette! Auf dem Markt gibt es inzwischen auch gute Algenöle zu kaufen.

MIT BEDACHT GENIESSEN

Sie merken, es ist gar nicht so einfach mit den mehrfach ungesättigten Fettsäuren. Das ist auch der Grund, warum die Meinungen der Experten dazu weit auseinandergehen. Die einen halten sie für extrem gesund und finden, man könne nicht genug Nahrungsmittel mit mehrfach ungesättigten Fettsäuren zu sich nehmen, die anderen halten sie aufgrund der genannten Einschränkungen sogar für gefährlich. Wie so oft liegt die Wahrheit wohl irgendwo in der Mitte.

Keine pauschale Einteilung

Die verbreitete Einteilung, wonach tierische Fette gesättigt sind und pflanzliche ungesättigt, ist falsch. In fetthaltigen Lebensmitteln steckt immer eine Mischung aus verschiedenen Fettsäuren. Viele tierische Lebensmittel enthalten sogar überwiegend ungesättigte Fettsäuren – so etwa Fisch oder Geflügel. Nur im Milchfett sind vor allem gesättigte Fettsäuren enthalten, von denen aber viele Experten annehmen, dass auch sie positive Wirkungen auf den Körper haben.

ÖLE MIT VIEL OMEGA 3

- Kaufen Sie nur unraffinierte, kalt gepresste und minimal verarbeitete Öle in allerbester Qualität und in kleinen Mengen.
- Erhitzen Sie sie nie, setzen Sie sie nur in der kalten Küche ein.
- Bewahren Sie Omega-3-haltige Öle in dunklen Flaschen im Kühlschrank auf, am besten sogar im Karton, falls vorhanden.
- Verbrauchen Sie sie zügig.
- Verwenden Sie diese Öle nicht mehr, wenn sie beginnen, ranzig zu riechen oder zu schmecken.

TRANSFETTE – DIE WAHREN BÖSEWICHTE

Das Image von Fetten hat sich gewandelt. Selbst die lange verdammten gesättigten Fettsäuren sind rehabilitiert. Inzwischen weiß man, es kommt auf viele Komponenten an – Fett an sich ist nicht schlecht. Mit einer Ausnahme: Transfette!

Transfette oder Transfettsäuren entstehen vor allem bei der industriellen Härtung von Pflanzenölen. Ob in Keksen, Kartoffelchips, Tütensuppen oder Süßigkeiten – industriell hergestellte Lebensmittel stecken oft voller gehärteter Fette, die schädlich für uns sind. So erhöhen sie die Blutfettwerte, das Risiko für Herz-Kreislauf-Erkrankungen, Diabetes, Entzündungen, Gewichtszunahme, Demenz und auch mit der Entstehung von Krebs werden sie in Verbindung gebracht. Die Lebensmittelindustrie setzt künstlich gehärtete Fette dennoch ein, weil ursprünglich flüssige Pflanzenöle im gehärteten Zustand länger haltbar, formbar und hitzestabil sind.

TRANSFETTE VERKLEBEN ZELLEN

Zwar kommen Transfette in geringen Mengen auch in natürlichen Lebensmitteln vor – etwa in Fleisch und Milchprodukten, doch diese haben keine negativen Auswirkungen auf unseren Organismus. Gefährlich sind nur die künstlichen Transfette, die aus den ungesättigten Fettsäuren von Pflanzenöl entstehen, wenn es mithilfe von Wasser chemisch gehärtet wird. Unser Körper erkennt solche Fette nicht und weiß nicht, wie er sie aus den Zellen entfernen kann. Da die von diesen Transfetten ausgehende Gefahr schon lange bekannt ist, hat die Industrie sie inzwischen zwar aus manchen Produkten verbannt oder zumindest – etwa bei vielen Margarinen – ihren Anteil gesenkt, doch in billigen Fetten und daraus gefertigten Lebensmitteln kann noch immer viel von ihnen stecken. Für Verbraucher ist das schwer zu erkennen, da Transfettsäuren in Deutschland nicht deklariert werden müssen. Ganz im Gegensatz zu Dänemark, das als erstes Land der Welt bereits 2003 den Verkauf von Lebensmitteln, die Transfette enthalten, sogar verbot.

AUGEN AUF BEIM EINKAUF

Sind »gehärtete Fette« in der Zutatenliste angegeben, kann es sich um Transfettsäuren handeln. Am besten, Sie meiden Tiefkühlgerichte wie Pizza, Frittiertes, Fast Food, Snacks wie Chips und Cracker, industriell hergestelltes Gebäck, fertige Salatdressings, Mayonnaise, fertige Glasuren, Margarine und andere Backfette vollständig. Dann sind Sie auf jeden Fall auf der sicheren Seite.

FINGER WEG VON LIGHT-PRODUKTEN

Aber nicht nur schädliche Transfette lauern in industriell hergestellten Nahrungsmitteln. Selbst von der Lebensmittelindustrie als gesund dargestellte Produkte sind oft alles andere als das. Die Rede ist von sogenannten Lightprodukten. Mindestens 30 Prozent weniger Fett (oder Zucker) als ein vergleichbares Produkt muss ein Lebensmittel haben, damit es »light« genannt werden darf. Das ist gesetzlich vorgeschrieben. Der Begriff suggeriert: Hier spart man Kalorien. Doch das stimmt leider nicht, unter dem Strich schaden Lightprodukte der schlanken Linie und der Gesundheit mehr, als sie helfen. Denn Fett hat viele Vorteile:

Fett macht satt

Fett bleibt lange im Magen und hält unseren Blutzuckerspiegel stabil. Deshalb sättigt es uns anhaltend. Dieser Effekt fehlt bei fettarmen Produkten: Wir werden viel schneller wieder hungrig und essen dann meistens auf den ganzen Tag gesehen sogar mehr. Dabei spielt auch die Psyche eine Rolle: Weil das Produkt als »kalorienarm und leicht« angepriesen wird, glauben wir, wir könnten mehr davon essen.

Fett schmeckt

Fett spielt eine große Rolle für die Schmackhaftigkeit eines Nahrungsmittels, denn es ist ein wichtiger Geschmacksträger. Wird es in einem Lebensmittel reduziert, muss etwas anderes dafür hinein. Und das sind bei Lightprodukten meistens Zucker und künstliche Geschmacksverstärker, die beide auf jeden Fall nicht gesund sind. Bei empfindlichen Menschen können künstliche Aromen, Emulgatoren, Farbstoffe und Co. sogar allergische Reaktionen, Kopfschmerzen oder Magen-Darm-Beschwerden auslösen.

Fett schützt

Natürliches Fett steckt voller gesunder Fettsäuren, die die Gefäße schützen und die Funktion des Stoffwechsels fördern. Neuere Studien zeigen: Im Vergleich zu einem hohen Kohlenhydratkonsum führt ein hoher Fettkonsum zu einer geringeren Sterblichkeitsrate. Zudem enthält Fett wichtige Nährstoffe wie die Vitamine A und E. Statt unkontrolliert zu Lightprodukten zu greifen, wählen Sie also lieber die vollfetten Originalprodukte und genießen diese bewusst und in Maßen.

Genießen erlaubt: Greifen Sie bei Käse, Butter und Sahne lieber zu den vollfetten Varianten.

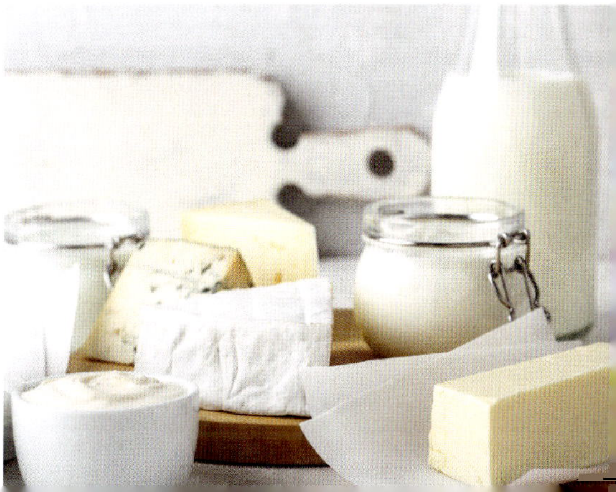

OMEGA 3 UND VITAMIN E

Eine wichtige Rolle für die Omega-3-Fettsäuren spielt das fettlösliche Vitamin E. Es schützt alle ungesättigten Fette vor der Oxidation, sei es in Nahrungsmitteln oder im Körper selbst. Als Vitamin E wird eine ganze Familie kraftvoller Antioxidantien bezeichnet, die man auch unter dem Begriff Tocopherole zusammenfasst. Am bekanntesten ist das Alpha-Tocopherol.

Der Körper nimmt Vitamin E mit dem Nahrungsfett auf. Das wichtige Zellschutzvitamin hat viele Funktionen im Körper. Und es wirkt auch äußerlich: Weil es die Haut schützt und regeneriert, wird es auch in der Kosmetikindustrie eingesetzt.

Die Natur hat es so schlau eingerichtet, dass viele stark Omega-3-haltigen Nahrungsmittel auch viel Vitamin E enthalten. So werden die empfindlichen Fettsäuren schon im Nahrungsmittel vor Oxidation geschützt.

Vitamin E: stark im Team

In unserem Körper schützt Vitamin E die schnell leitenden Omega-3-Fette in Nervenbahnen und Gehirn. Um optimal wirken zu können, braucht es aber Vitamin C: Hat Vitamin E erfolgreich ein freies Radikal bekämpft, wird es durch Vitamin C wieder gestärkt und ist erneut einsatzfähig. Zum Team von Vitamin E gehören auch einige andere Stoffe wie das Peptid Glutathion und das Coenzym Q10. Viele Wechselwirkungen sind noch nicht bekannt, eines aber ist ziemlich klar: Künstliche Vitamin-E-Präparate, in denen das Vitamin ohne sein Team vorkommt, haben keinen positiven Effekt auf unsere Körperfunktionen. Nehmen Sie Vitamin E also mit der Nahrung auf. Gute natürliche Quellen sind hochwertige Pflanzenöle wie Weizenkeimöl, Olivenöl und Kokosöl. Viel Vitamin E steckt auch in Nüssen und Samen wie Sonnenblumenkernen, Pinienkernen und Mandeln.

SO WIRKEN ANTIOXIDANTIEN

Natürliche Nahrungsmittel enthalten sogenannte Antioxidantien, die Zerstörungsprozesse im Körper verhindern können: Zu den wichtigsten zählen die Vitamine C, E und A und Mineralstoffe wie Selen und Zink. Sie können freie Radikale unschädlich machen. Diese aggressiven Sauerstoffteilchen entstehen in unserem Körper als Nebenprodukte des normalen Stoffwechsels, aber auch durch äußere Faktoren wie Rauchen, Alkohol und Stress. Freien Radikalen fehlt ein Elektron, deshalb versuchen sie, aus intakten Körperzellen Elektronen herauszureißen. Ein paar solcher Attacken steckt die Zelle mühelos weg. Wird sie jedoch ständig von freien Radikalen angegriffen, kommt es zu Membranschäden. Das kann zu chronischen Krankheiten und frühen Alterungserscheinungen führen. Antioxidantien können freie Radikale neutralisieren und entzündliche Prozesse im Körper hemmen.

FETTSÄUREN IM ÜBERBLICK

Gesättigt, ungesättigt, mehrfach ungesättigt – ganz einfach ist es nicht mit den verschiedenen Fettsäuren. Deshalb bekommen Sie hier noch einmal einen Überblick über die Kategorien, in die Fettsäuren eingeteilt werden, und Beispiele, in welchen Nahrungsmitteln die jeweiligen Fette besonders konzentriert vorkommen.

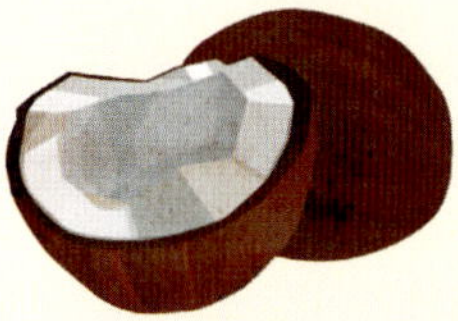

Gesättigte Fette

Ungesättigte Fette

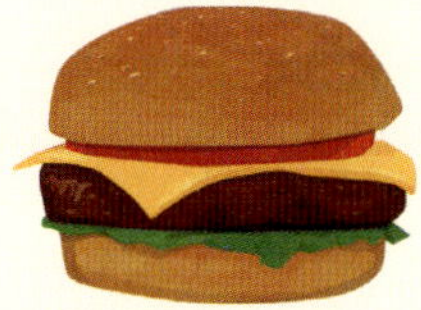

Entartete Transfette

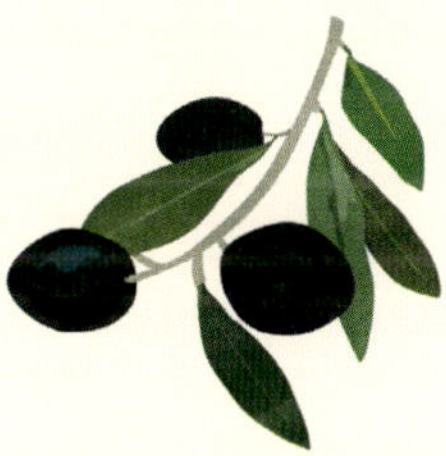

Einfach ungesättigte Fette

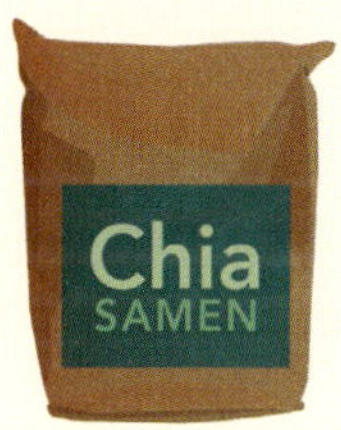

Mehrfach ungesättigte Fette (essenziell)

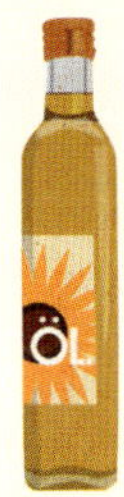

Omega-6-Fette -
Linolsäure

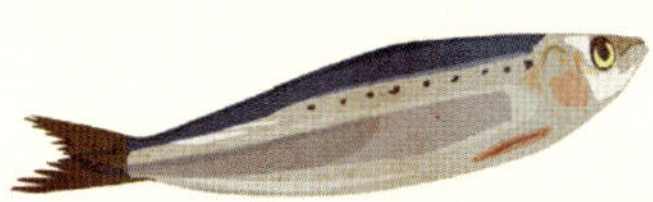

Omega-3-Fette -
Alpha-Linolsäure

WELCHES FETT WOFÜR?

Das Wichtigste zuerst: Ein Öl für alle Fälle gibt es nicht. Wenn Sie regelmäßig kochen, sollten Sie mindestens zwei verschiedene Speiseöle oder -fette verwenden – eines für die kalte und eines für die warme Küche. Zum Kochen und Braten am besten geeignet sind Öle und Fette mit einem hohen Anteil an gesättigten und einfach ungesättigten Fettsäuren und einem hohen Rauchpunkt **(siehe Seite 21)**. Je stärker raffiniert ein Öl ist, desto stabiler ist es und desto höher ist damit sein Rauchpunkt. Allerdings enthalten raffinierte Öle kaum noch Vitamine und andere Antioxidantien. Deshalb sollten Sie sie nur ab und zu verwenden.

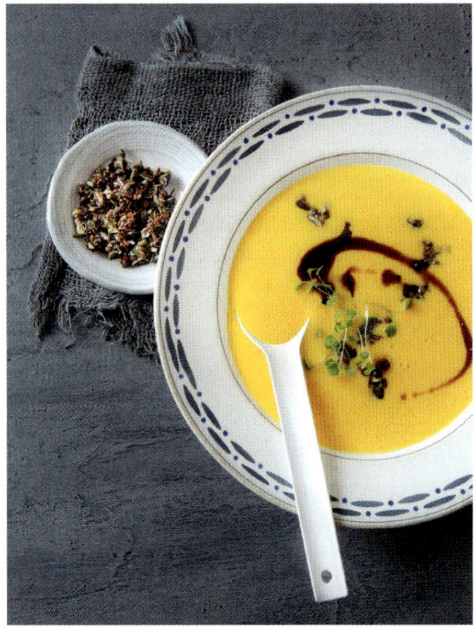

Für Gesundheit und Geschmack: Ein paar Tropfen Kernöl runden die Kürbissuppe perfekt ab.

Olivenöl für mittlere Temperaturen

Die bessere Wahl sind von sich aus hoch erhitzbare Speiseöle und -fette. Olivenöl und Rapsöl, aber auch Butter und Butterschmalz eignen sich gut für mittlere Temperaturen. Für scharfes Anbraten können Sie Fette mit besonders vielen gesättigten Fettsäuren wie Kokosöl, Avocadoöl und Palmfett oder eben raffinierte Öle wie raffiniertes Rapsöl verwenden. Auch Macadamiaöl hat einen hohen Rauchpunkt, allerdings ist es vergleichsweise teuer und sein zartes Aroma geht beim Erhitzen verloren.

Zum Backen gut geeignet sind neben Butter auch Kokosöl oder – vor allem für herzhaftes Gebäck – auch Olivenöl. Nicht in Pfanne oder Ofen gehören Pflanzenöle mit einem sehr hohen Gehalt an mehrfach ungesättigten Fettsäuren. Die empfindlichen MUFS zerfallen bei Hitze und können dann im Körper entzündliche Prozesse auslösen. Zudem werden Leinöl, Hanföl und Co. aufwendig bei möglichst niedrigen Temperaturen hergestellt, damit ihre wertvollen Fettsäuren und ihr besonderes Aroma erhalten bleiben. Es wäre also gewissermaßen eine Verschwendung, diese Öle zum Kochen und Braten zu nehmen. Verwenden Sie hochwertige, native Pflanzenöle mit vielen MUFS nur in der kalten Küche. Sie passen perfekt in Salatdressings oder als Topping auf gekochte Gerichte. Klassiker sind beispielsweise Kürbiskernöl auf Kürbissuppe und Leinöl auf Pellkartoffeln mit Quark. Aber auch gegrilltes Gemüse verträgt oft noch einen Schuss hochwertiges Öl.

Der Rauchpunkt

Chemiker haben den sogenannten Rauchpunkt von Speiseölen festgelegt. Der Rauchpunkt bezeichnet die Temperatur, bei der sich über erhitztem Fett oder Öl sichtbarer Rauch oder Dampf bildet. Von diesem Punkt an sollten Öle nicht weiter erhitzt werden. Grob lässt sich Folgendes sagen: Kalt gepresste Öle mit einem hohen Gehalt an freien Fettsäuren haben gewöhnlich einen sehr niedrigen Rauchpunkt, frisch raffinierte Öle dagegen einen hohen von etwa 220 Grad Celsius. Beeinflusst wird der Rauchpunkt aber auch von der Herstellungsart, dem Alter und der Qualität eines Öls. Oft wird fälschlicherweise behauptet, der Rauchpunkt stehe für den Zeitpunkt, an dem sich das Öl zersetzt und giftige Substanzen entstehen. Doch dem ist nicht so: Die ersten Wölkchen, die beim Erhitzen entstehen, sind eher ein Dampf, der aus flüchtigen Komponenten wie Wasser und freien Fettsäuren besteht. Gefährliche Stoffe bilden sich erst etwas später. Wenn es in der Pfanne zu rauchen beginnt, ist dies dennoch ein Zeichen dafür, dass die Temperatur zu hoch ist und reduziert werden sollte.

DER RAUCHPUNKT VON ÖLEN UND FETTEN:

Öle und Fette	Temp. in C°
Avocadoöl, raffiniert	270
Olivenöl, raffiniert	240
Rapsöl, raffiniert	240
Palmkernfett	230
Kokosfett	185
Butterschmalz/Ghee	205
Avocadoöl, nativ	190
Olivenöl, nativ	130–190
Rapsöl, nativ	130–190
Butter	170
Walnussöl, nativ	160
Leinöl	107

VERBRANNTES ÖL ENTSORGEN

Wenn sich beim Erhitzen von Fett oder Öl schon beißender Qualm entwickelt hat, sollten Sie sofort gut lüften, denn dann ist der Giftstoff Acrolein entstanden, der Augen und Schleimhäute reizt. Weil jetzt auch die Fettsäuren im Öl zu schädlichen freien Radikalen zerfallen, sollten Sie dieses Öl entsorgen, den Topf reinigen und neues Öl bei niedriger Temperatur erhitzen. Am besten verwenden Sie die höchste Stufe des Herds grundsätzlich nur für das Aufheizen der Pfannen oder Töpfe. Danach den Herd herunterschalten, denn zum Braten reichen etwa zwei Drittel der Herdleistung aus.

PALMÖL

Die Ölpalme ist die ertragreichste öllieferndе Pflanze, Palmöl das weltweit am meisten produzierte Öl. Es ist das billigste Pflanzenöl überhaupt und bei Lebensmittelherstellern sehr beliebt. Ob in Fertigpizza, Margarine oder Nussaufstrich, in Waschmittel oder Kerzen – Palmöl steckt in unglaublich vielen industriell hergestellten Produkten. Das Öl enthält viele gesättigte Fette. Bei der Verarbeitung entstehen daraus gesundheitsschädliche Stoffe. Umstritten ist Palmöl aber auch wegen der sozialen und ökologischen Folgen des Anbaus: Für neue Plantagen werden tropische Regenwälder brandgerodet, dabei gehen seltene Tier- und Pflanzenarten verloren, Pestizide verschmutzen die Gewässer. Die indigene Bevölkerung wird vertrieben, die Arbeitsbedingungen auf den Plantagen sind katastrophal. Deshalb sollte man Palmöl und Produkte mit Palmöl meiden oder zu biozertifiziertem Palmöl aus nachhaltiger Produktion greifen, das allerdings noch nicht sehr verbreitet ist im Handel.

DIE ÖLHERSTELLUNG

Pflanzenöl wird gewöhnlich aus Samen gewonnen, bei einigen Pflanzen auch aus besonders fetthaltigen Keimlingen. Nur bei wenigen Nahrungsmitteln wie Avocados und Oliven oder Palmfrüchten ist der Fettanteil im Fruchtfleisch so hoch, dass man aus den Früchten Speiseöl herstellen kann. Gewonnen werden kann das Öl auf zwei verschiedene Arten: durch Kaltpressung oder Heißpressung beziehungsweise Raffination.

Kalt gepresst und nativ

Werden Öle nur durch mechanische Pressung von Samen, Kernen oder Früchten gewonnen, nennt man sie kalt gepresste Speiseöle. Chemische Verfahren sind hier nicht erlaubt, aber das Fruchtfleisch oder die Keimlinge dürfen vorab gewaschen, zerkleinert, geröstet und mit heißem Wasserdampf behandelt werden. Das muss dann auf den Etiketten gekennzeichnet sein. Eine Untergruppe der kalt gepressten Öle sind die nativen Öle, die besonders schonend hergestellt werden. Bei ihnen darf das Rohmaterial vorab nicht geröstet werden und nach dem Pressen werden sie lediglich gefiltert und abgefüllt. Bei einer Kaltpressung darf das Öl während des gesamten Prozesses nie mehr als 27 Grad Celsius warm werden, damit alle Aromastoffe und die fettlöslichen Vitamine A und E erhalten bleiben. Kalt gepresste Öle schmecken stark nach den Pflanzen, aus denen sie gepresst wurden. Ihr Gehalt an sekundären Pflanzenstoffen und Vitamin E ist viel höher als bei raffinierten Ölen.

Heiß gepresst und raffiniert

Einen viel größeren Ertrag als bei der Kaltpressung erhält man durch die Heißpressung mit anschließender Lösungsmittelextraktion.

Dazu wird die Ölsaat oder das Fruchtfleisch zerkleinert, gedämpft oder geröstet und unter Wärmezufuhr ausgepresst. Dabei werden vereinfacht ausgedrückt die Zellen geöffnet, um das Öl leichter gewinnen zu können. Anschließend wird das verbliebene Öl mit Lösungsmitteln wie Hexan aus dem Presskuchen herausgelöst. Dadurch gelangen aber auch unerwünschte Stoffe in das Öl, weshalb man es reinigen muss: Um Lösungsmittel und Oxidationsprodukte dann wieder aus dem Öl zu entfernen, muss es bei hohen Temperaturen bis 140 Grad Celsius raffiniert werden. Vor der Raffination ist das Öl absolut ungenießbar. Die chemische Raffination verläuft in vier Schritten: Auf eine Entschleimung folgen Entsäuerung, Bleichung und Desodorierung. Bei diesen Prozessen verliert das Öl seinen Geschmack und seine Farbe, auch einige wertvolle Inhaltsstoffe gehen verloren. Ein Vorteil dieser Methode: Auch Schadstoffe wie Schwermetalle, Schimmelpilzgifte oder Pflanzenschutzmittel werden weitgehend entfernt. Durch die höhere Reinheit ist zudem der Rauchpunkt bei raffinierten Ölen höher als bei kalt gepressten. Das bedeutet: Sie können hoch erhitzt werden. Außerdem sind sie länger haltbar als kalt gepresste Öle. Aber: Bei der Raffination können in den Ölen auch Transfettsäuren entstehen, die als krebserregend und erbgutschädigend gelten (**siehe Seite 16**).

KALT GEPRESST ODER RAFFINIERT – DIE UNTERSCHIEDE

Kalt gepresste Speiseöle:	Raffinierte Speiseöle:
aromatisch	geschmacksneutral
pflanzliche Farbstoffe geben Farbe	nahezu farblos
hoher Gehalt an Vitaminen, Carotinoiden und anderen wertvollen Inhaltsstoffen	niedriger Gehalt an Vitaminen, Carotinoiden und anderen wertvollen Inhaltsstoffen
oft nur für die kalte Küche geeignet	können hoch erhitzt werden
relativ schnell verderblich	lange haltbar
können mehr Schadstoffe als raffinierte Öle enthalten	Schadstoffe wie Schwermetalle oder Schimmelpilzgifte werden entfernt, aber bei der Raffination können schädliche Stoffe wie Transfette entstehen

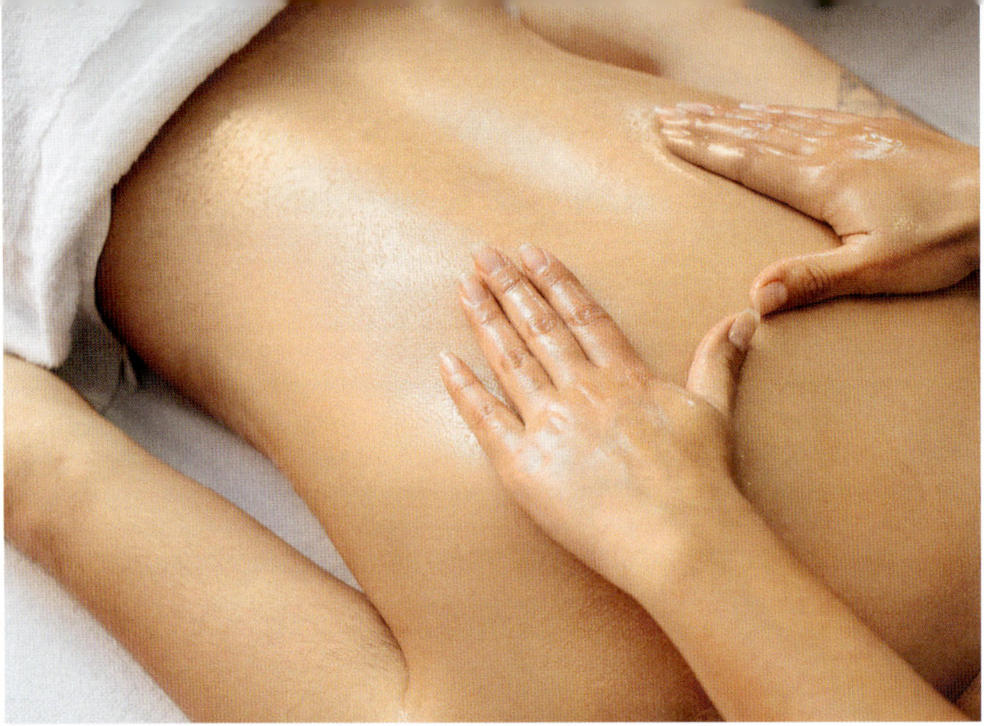

FETTE FÜR WELLNESS UND KOSMETIK

Hochwertige Fette und Öle haben einen positiven Einfluss auf unser Wohlbefinden. Ihre Wirkung entfalten diese fetten Helden aber nicht nur, wenn wir sie mit der Nahrung aufnehmen. Viele von ihnen helfen uns auch bei äußerer Anwendung. Ob Massage, Maske, Peeling oder Ölziehen – in zahlreichen naturheilkundlichen und kosmetischen Rezepturen spielen Öle eine Hauptrolle.

Auch in traditionellen Heilmethoden in aller Welt, etwa im indischen Ayurveda, sind Öle und Fette eine wichtige Grundlage für verschiedenste Behandlungen. Auf den folgenden Seiten stelle ich Ihnen als Anregung einige der beliebtesten Anwendungen vor. Natürlich gibt es noch viel mehr Möglichkeiten. Wichtig ist auch bei äußerer Anwendung die hochwertige Qualität der Fette.

EINREIBUNG

Reiben Sie raue Ellenbogen oder trockene Füße regelmäßig mit einem hochwertigen Pflanzenöl ein, das viel Vitamin E enthält. Dazu gehören zum Beispiel Mandelöl, Weizenkeimöl oder Olivenöl, aber auch das stark Omega-6-haltige Sonnenblumenöl. Mandelöl eignet sich zudem bestens für Fingernägel und Nagelhaut. Schwangerschaftsstreifen können Sie mit Weizenkeimöl oder einer Mischung aus 1 EL Mandelöl und 2 EL Kokosöl vorbeugen oder behandeln. Jeden Abend vor dem Schlafengehen einmassieren.

MASSAGE

Eine gute Basis für Massageöl ist Mandelöl, denn es dauert etwas länger, bis es in die Haut einzieht, was bei Massagen von Vorteil ist. Außerdem ist es auch für sehr empfindliche Haut geeignet. Auch das milde Avocadoöl eignet sich für alle Hauttypen und lässt sich gut verteilen. Sesamöl wird im Ayurveda eingesetzt, weil es tief in die Haut eindringt und sie intensiv mit Nähr- und Heilstoffen versorgt. Olivenöl ist ebenfalls eine gute Wahl, da es wie Mandelöl nur langsam einzieht. Allerdings hat naturbelassenes Olivenöl ein starkes Eigenaroma, weshalb Sie es eher nicht mit ätherischen Ölen aromatisieren sollten. Kokosöl hingegen zieht sehr schnell in die Haut ein, deshalb hält das Gleitvermögen bei Massagen nicht lange an. Doch es duftet wunderbar, wirkt gegen Bakterien, Pilze und trockene Haut und kann deshalb für kurze Massagen oder einfach zum Eincremen verwendet werden.

MASSAGEÖL

Geben Sie Ihr Basisöl in ein leeres Dunkelglasfläschen. Dann tropfen Sie 2–6 Tropfen eines ätherischen Öls dazu, verschließen das Fläschchen, schütteln es kräftig und bewahren es dunkel und kühl auf. Entspannende ätherische Öle sind Lavendel, Rose, Sandelholz und Mandarine. Anregend und konzentrationssteigernd wirken Rosmarin, Limette, Pfefferminze, Geranie oder Eukalyptus. Stimmungsaufhellend sind Vanille, Bergamotte, Muskatellersalbei oder Jasmin. Bei Gelenkschmerzen haben sich Ingwer, Kampfer, Wacholder und Kurkuma bewährt. Begleitend zu Entgiftungsprogrammen können Sie ein Detox-Massageöl mischen mit Rosmarin, Oregano, Grapefruit oder Teebaum. Beachten Sie, dass ätherische Öle hochkonzentriert sind und allergische Reaktionen auslösen können. Testen Sie Ihr selbst gemachtes Massageöl im Ellenbogen und warten Sie eine Stunde ab. Auch Schwangere und Stillende sollten mit ätherischen Ölen vorsichtig sein.

BAD

Schon Kleopatra wusste die entspannende und pflegende Wirkung eines Vollbads zu schätzen. Vor allem bei trockener Haut sind reine Pflanzenöle als Badezusatz eine hervorragende Wahl. Sie sind gut verträglich, die Haut nimmt sie hervorragend auf und sie ziehen rückstandslos ein. Ihre Haut wird genährt, geglättet und beruhigt.
Geben Sie 2–3 EL Oliven-, Mandel- oder Weizenkeimöl in die gefüllte Wanne. Die Wassertemperatur sollte bei 35–38 Grad Celsius liegen. Natürlich können Sie in Ihr Ölbad zusätzlich einige Tropfen ätherisches Öl geben. Bei gereizter und sehr trockener Haut sollten Sie dies aber lieber weglassen. Bleiben Sie 10–20 Minuten in der Wanne. Anschließend nicht abtrocknen, sondern das Wasser nur abstreifen und den Körper dann mit einem Handtuch trocken tupfen.

PEELING

Vermischt mit Zucker eignen sich vor allem Olivenöl und Kokosöl auch bestens für ein klärendes Peeling. Für ein Körperpeeling mischen Sie 1 EL Zucker mit 1 EL Olivenöl und massieren diese Mischung sanft, mit kreisförmigen Bewegungen in die Haut ein. Für die optimale Wirkung 15 Minuten einwirken lassen und erst dann abspülen.
Für ein sanftes Lippenpeeling vermengen Sie 2 EL Kokosöl mit 1 EL Zucker und 1 EL Bienenhonig und bewahren das Ganze in einem Glasgefäß mit Schraubverschluss im Kühlschrank auf. Zweimal wöchentlich eine kleine Menge sanft auf die Lippen auftragen, 5 Minuten einwirken lassen und dann abwaschen. Diese Peelings entfernen abgestorbene Hautschuppen, durchbluten die Haut und spenden Feuchtigkeit.

MASKE

Legen Sie sich doch einfach mal das Fruchtfleisch einer Avocado aufs Gesicht! Die einfach ungesättigten Fettsäuren der buttrigen Frucht verwöhnen Ihre Haut zusammen mit all den anderen antioxidativ wirkenden Inhaltsstoffen der Avocado und spenden viel Feuchtigkeit. Lassen Sie die Avocado-pur-Maske 10–15 Minuten einwirken, dann abwaschen und fertig. Auch eine Maske aus 1 EL kalt gepresstem Olivenöl und 2–3 reifen, pürierten Erdbeeren (oder ½ Kiwi) nährt die Haut mit Vitaminen und Mineralstoffen und schützt sie vor schädlicher UV-Strahlung. 40 Minuten einwirken lassen, dann mit kaltem Wasser abspülen. Zweimal wöchentlich anwenden.
Die Haare freuen sich ebenfalls über eine Behandlung mit Öl: Für mehr Vitalität und gegen Trockenheit der Haare 2 EL Kokosöl mit 2 EL Joghurt mischen und strähnchenweise ins Haar einarbeiten. Die Kur nach 30 Minuten ausspülen. Um Spliss vorzubeugen, können Sie in die Haarspitzen etwas Oliven-, Raps- oder Leinöl einarbeiten und am besten über Nacht einwirken lassen.

ÖLZIEHEN

Es klingt zunächst merkwürdig, ist aber eine uralte Methode aus dem Ayurveda, die mittlerweile sogar von manchen westlichen Zahnärzten empfohlen wird: den Mund morgens mit Öl spülen. Dieses sogenannte Ölziehen dient der umfassenden Zahn- und Mundhygiene, es wehrt Karies ab, kräftigt das Zahnfleisch, entfernt Plaque, beseitigt Mundgeruch und soll die Zähne sogar etwas aufhellen. Zudem ist es eine ganz einfache und dabei sehr effektive Möglichkeit, den ganzen Körper zu entgiften. Denn der beste Ausleitungsort für Gifte ist die Mundschleimhaut. Und auch Krankheitserreger können so schon direkt im Mundraum bekämpft werden. Viren, Bakterien und Pilze gehen direkt ins Öl über und werden dann mit ihm ausgespuckt.
In Indien verwendet man traditionell Sesamöl, doch Sie können auch ein anderes hochwertiges, kalt gepresstes Pflanzenöl wählen. Olivenöl und Rapsöl sind gut geeignet, auch Kokosöl wird wegen seines angenehmen Geschmacks immer beliebter.

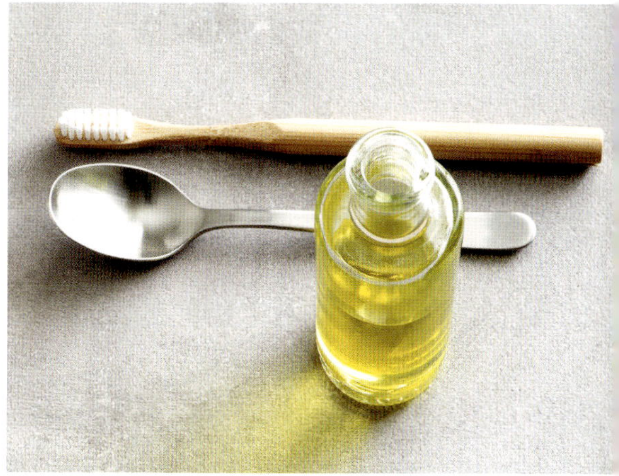

Mundhygiene und Entgiftung: Bauen Sie das tägliche Ölziehen in Ihre Morgenroutine mit ein.

Ölziehen – so geht's

Üblich ist es, das Ölziehen kurmäßig über einige Wochen durchzuführen, aber wer mag, kann es auch für immer in sein tägliches Morgenritual einbauen – direkt nach dem Aufstehen, auf nüchternen Magen. Vor dem eigentlichen Ölziehen sollten Sie idealerweise den Belag auf der Zunge mit einem Zungenschaber oder einfach der Spitze eines Teelöffels entfernen, denn bei gereinigter Zunge ist das Ölziehen noch effektiver. Nehmen Sie nun maximal 1 EL eines hochwertigen Pflanzenöls in den Mund und bewegen Sie es 15–20 Minuten lang im Mundraum hin und her. Ziehen Sie es dabei auch durch die Zahnzwischenräume. Legen Sie ruhig zwischendurch eine Pause ein, in der Sie das Öl im Mund einfach einwirken lassen. Am Ende wird die Speichel-Öl-Mischung im Mund immer dünnflüssiger und weiß. Jetzt das Öl keinesfalls herunterschlucken, sondern ausspucken, und zwar in ein Papiertaschentuch, das Sie im Hausmüll entsorgen. So gelangen eventuelle Toxine und Bakterien nicht in den Wasserkreislauf. Spülen Sie dann den Mund mehrmals mit warmem Wasser aus und putzen Sie sich anschließend die Zähne.

GESUND LEBEN MIT GUTEN FETTEN

Wie wir nun gesehen haben, braucht unser Körper Fett, um im wahrsten Sinne des Wortes wie geschmiert funktionieren zu können. Die richtigen Fette werten unsere Ernährung enorm auf und lassen auch unser Äußeres erstrahlen. Doch natürlich sind es nicht die Fette allein. Viele weitere Faktoren spielen eine wichtige Rolle. Das A und O bei der Ernährung ist die richtige Auswahl der Nahrungsmittel und ihre Qualität, doch auch deren Zubereitung trägt dazu bei, dass unser Essen wirklich gesund ist.
Genauso von Bedeutung ist es, in sich hineinzuspüren: Was tut mir gut? Was braucht mein Körper? Wir sind alle verschieden, unser jeweiliger Lebensstil ist unterschiedlich. Und so gibt es auch nicht DIE perfekte Ernährungsmethode für alle. Der eine hat eine Allergie, der andere möchte sich vegan ernähren, der dritte verbrennt bei extremem Sport eine Menge Energie …
Dennoch gibt es einige wichtige Basics in puncto gesunder Ernährung, auf die sich die meisten Menschen einschließlich der Ernährungswissenschaftler einigen können.

Gesund essen – die Basics

- Essen Sie frische, natürliche und unverarbeitete Nahrungsmittel – vor allem viel Pflanzliches wie Gemüse, Kräuter, Nüsse und Samen und in geringeren Mengen auch Obst und Hülsenfrüchte.
- Achten Sie auf die Qualität der Lebensmittel: Kaufen Sie regional, saisonal und in Bioqualität ein. Je frischer Gemüse und Co. sind, desto mehr wertvolle Nährstoffe enthalten sie. Bioprodukte sind weniger mit Schadstoffen belastet und gesünder – auch für unsere Umwelt.
- Wählen Sie qualitativ hochwertige Fette aus Oliven, Nüssen, Samen, Avocados. Nehmen Sie viele Omega-3-Fette zu sich.
- Kochen Sie möglichst oft selbst, bevorzugen Sie dabei schonende Garmethoden. Bereiten Sie viel Rohkost zu. In Rohkost stecken noch alle Enzyme, die der Körper braucht, und auch viele andere hitzeempfindliche Nährstoffe.
- Setzen Sie fermentierte Nahrungsmittel auf Ihren Speiseplan. Sie sind nicht nur länger haltbar, sondern liefern auch gute Bakterien für den Darm und viele B-Vitamine. Fermentierte Nahrungsmittel sind weniger allergen als nicht fermentierte, sie schützen vor Infektionen und hemmen in unserem Körper das Wachstum des schädlichen Hefepilzes Candida albicans. Probieren Sie auch einmal, selbst zu fermentieren.
- Salzen und süßen Sie sparsam. Experimentieren Sie stattdessen öfter mit Kräutern und Gewürzen.
- Wenn Sie tierische Produkte essen, achten Sie unbedingt auf die Herkunft der Nahrungsmittel. Fleisch aus nachhaltiger und artgerechter Weidehaltung ist nicht nur im Sinne des Tierwohls, sondern enthält auch

viel mehr günstige Fettsäuren. Gleiches gilt für Wild, Eier und Butter. Auch Fisch sollte aus nachhaltiger Fischerei stammen, damit die Bestände nicht leergefischt werden. Wählen Sie außerdem fettreiche Fische mit geringem Quecksilber- und Giftstoffgehalt wie Sardinen, Hering, Sardellen oder Wildlachs.

- Bevorzugen Sie Vollkornmehl. Es enthält wichtige Nährstoffe und macht uns anhaltend satt. Brot aus lange fermentiertem Sauerteig ist im Übrigen besonders gesund, denn beim Fermentieren verwandeln Enzyme und Mikroorganismen unverträgliche Glutenmoleküle in eine besser verdauliche Form.
- Trinken Sie täglich mindestens 1,5 Liter Wasser ohne Kohlensäure oder Kräutertee.
- Essen Sie abwechslungsreich und regelmäßig. Legen Sie zwischen den Mahlzeiten vier Stunden Pause ein, vermeiden Sie Snacks zwischendurch.
- Nehmen Sie sich für Ihre Mahlzeiten Zeit, essen Sie nicht im Stehen, kauen Sie langsam und gründlich.

WAS SIE VERMEIDEN SOLLTEN

- Kaufen Sie keine stark verarbeiteten Nahrungsmittel, in denen schädliche Transfette und chemische Stoffe wie Konservierungs- und Farbstoffe, künstliche Süßungsmittel und Geschmacksverstärker stecken.
- Meiden Sie in Plastik eingepackte Lebensmittel, denn diese können synthetische Schadstoffe aus der Verpackung enthalten. Kaufen Sie lose Ware. Verwenden Sie Glas- oder Edelstahlbehälter zum Transport und zum Aufbewahren.
- Reduzieren Sie Ihren Verbrauch an Zucker und Produkten aus weißem Mehl – beides ist hoch glykämisch und lässt Ihren Blutzuckerspiegel in die Höhe schnellen.
  Der Konsum von Zucker schädigt die Mitochondrien, die Kraftwerke unserer Zellen, und trägt wohl zum Entstehen vieler degenerativer Erkrankungen bei, insbesondere Alzheimer. Für unser Gehirn ist Zucker ein wahres Gift.
- Meiden Sie stark raffinierte, verarbeitete Pflanzenöle und Öle mit zu hohem Anteil an Omega-6-Fettsäuren beim Kochen (**siehe Seite 20**).
- Frittieren Sie so selten wie möglich, und wenn Sie es tun, nehmen Sie dafür geeignetes Fett (**siehe Seite 20**).
- Machen Sie einen großen Bogen um Fast-Food-Restaurants.
- Lassen Sie herkömmliche Milchprodukte weg – zumindest wenn Sie gesundheitliche Probleme haben, sollten Sie einige Wochen komplett auf sie verzichten. So können Sie feststellen, ob Sie Milchprodukte vertragen oder nicht. Denn bei vielen Menschen lösen sie Entzündungen aus.
  Ausnahme: Weidebutter, geklärte Butter und Ghee, die viele gesunde Fette enthalten, aber kein eventuell unverträgliches Milcheiweiß.

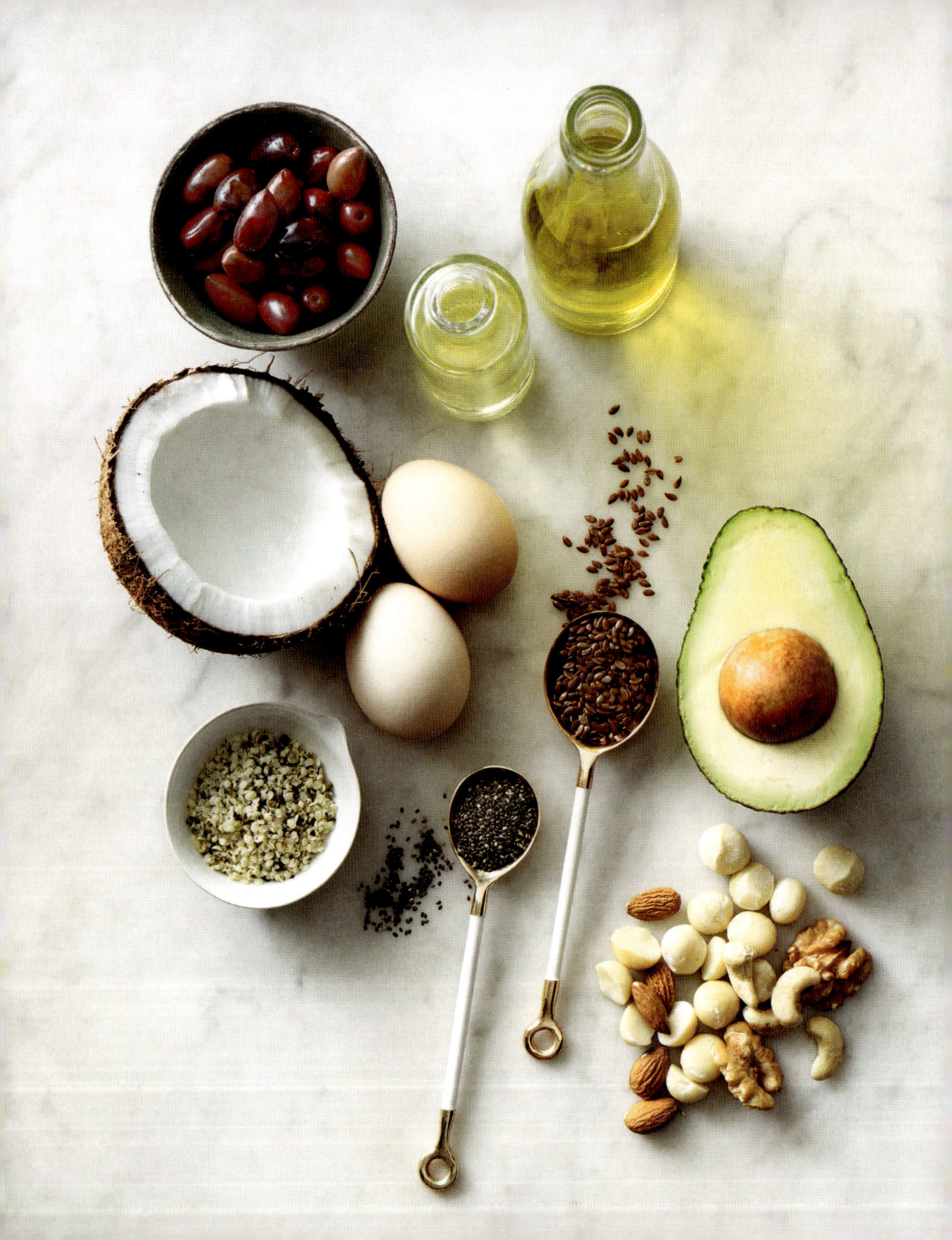

DIE TOPSTARS

Lernen Sie die Topstars unter den Fettlieferanten kennen. Leinsamen und Chia-Samen gehören genauso dazu wie Nüsse, Oliven und Öle, aber auch Eier und Fisch. Werten Sie Ihre Küche mit diesen wertvollen Fetten auf – für mehr Genuss und mehr Gesundheit.

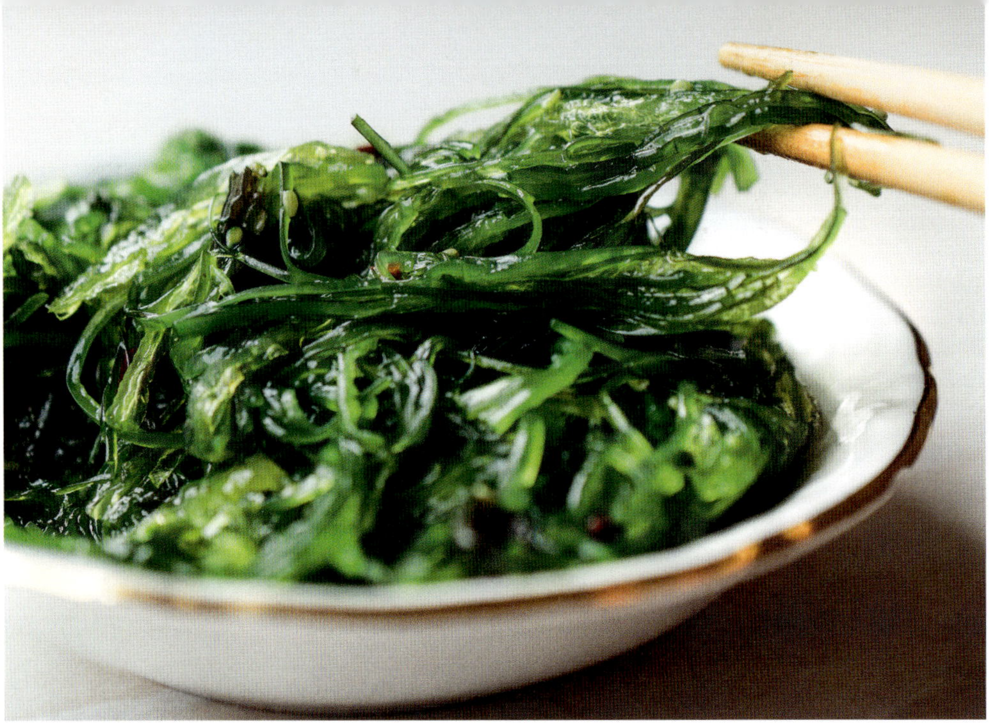

ALGEN BIS WEIZENKEIM – DIE TOP 15 DER ÖLE UND FETTE

Fette und Öle versorgen uns, wie wir gesehen haben, mit jeder Menge gesunder Fettsäuren und vielen weiteren wertvollen Inhaltsstoffen. In diesem Kapitel lernen Sie 15 wahre Helden aus der Riege der gesündesten Fette noch näher kennen. Lesen Sie, worauf Sie beim Kauf von Nahrungsmitteln mit guten Fetten achten sollten und wie Sie sie in der Küche am besten verwenden. Die Auswahl der Top 15 beruht auf aktuellen wissenschaftlichen Erkenntnissen und auf dem, was hierzulande schon Eingang in die Küchenpraxis gefunden hat. Und sicher spielen auch subjektive Vorlieben eine Rolle. Dass Olivenöl oder Leinsamen sehr gesund sind, wissen Sie vielleicht schon. Aber auch, dass sogar Algen wichtige Fettsäuren liefern und ebenso das lange Zeit verpönte Hühnerei?

ALGEN

Sie sind die ältesten Lebensformen auf der Erde und eine überwältigend gesunde Nahrungsquelle: Algen stecken voller Protein, Chlorophyll und Omega-3-Fettsäuren. Sie liefern sogar die besonders wertvollen langkettigen DHA und EPA **(siehe Seite 15)**, die sonst nur in fettem Kaltwasserfisch vorkommen. Und sie können als einzige Pflanzen verwertbares Vitamin B_{12} enthalten.
Etwa 40000 Algenarten sind bisher bekannt, vermutlich gibt es aber viel mehr. Wissenschaftler halten Algen für das Nahrungsmittel der Zukunft im Kampf gegen den Hunger der Weltbevölkerung.

Makro- und Mikroalgen

Zu den sogenannten Makroalgen gehören die klassischen Meeresalgen, die in Asien schon lange als Gemüse auf den Tisch kommen. Sie enthalten in der Regel alle essenziellen Aminosäuren, wichtige Vitamine, sehr viele Mineralien und sind eine der besten natürlichen Jodquellen. Außerdem stecken sie voller Omega-3-Fettsäuren. Mikroalgen wie Chlorella und Spirulina sind winzige Einzeller. Die Süßwasseralge Chlorella ist die chlorophyllreichste Pflanze, die wir kennen. Außerdem ist sie die Pflanze mit dem höchsten Gehalt an Vitamin B_{12}. Chlorella enthält zudem alle acht essenziellen Aminosäuren und gesättigte und ungesättigte Fettsäuren in einer für den Menschen gut verwertbaren Zusammensetzung, darunter DHA und EPA.

Die tiefgrüne Mikroalge stärkt die Immunabwehr, wirkt entzündungshemmend, antioxidativ und unterstützt die Darmflora. Die spiralförmige Mikroalge Spirulina ist ebenfalls prallvoll mit Nährstoffen. Zudem bietet sie Gamma-Linolensäure, eine seltene entzündungshemmende Omega-3-Fettsäure. Der blaue Pflanzenfarbstoff in Spirulina wird heute auch für farbiges Pulver extrahiert, mit dem sich trendige Smoothies schlumpfblau einfärben lassen. Mikroalgen enthalten im Gegensatz zu Makroalgen fast gar kein Jod.

WIE SIE ALGEN VERWENDEN

Bei uns bekannte Makroalgen sind die Braunalgen Wakame, Kombu und Arame sowie die Rotalgen Dulse und Nori. Geröstete Nori-Blätter werden für die Hülle von Sushirollen verwendet. Für Einsteiger gut geeignet sind Arame- oder Wakame-Algen. Sie schmecken mild und sind schnell gar. Da Algen meistens getrocknet angeboten werden, müssen sie vor der Weiterverarbeitung gewaschen und 15 Minuten eingeweicht werden. Mikroalgen gibt es vor allem als Presslinge und Pulver zu kaufen. Auf rückstandskontrollierte Bioqualität achten! Mischen Sie Algenpulver in Smoothies, Säfte oder Salatdressings. Wenn Sie Mikroalgen zu sich nehmen, trinken Sie viel Wasser, damit gelöste Giftstoffe besser abtransportiert werden. Relativ neu auf dem Markt ist Algenöl, für Vegetarier eine gute pflanzliche Möglichkeit für die DHA- und EPA-Versorgung.

AVOCADOS

»Butter vom Baum« wird die Avocado auch genannt. Kein Wunder, enthält sie doch bis zu 30 Prozent Fett. Allerdings ein besonders wertvolles mit viel gesunden ungesättigten Fettsäuren. Weil sie außerdem kaum Kohlenhydrate, aber um die 6 Gramm Ballaststoffe in 100 Gramm Fruchtfleisch aufweist, ist sie ein echter Low-Carb-Star. Sie hält den Blutzucker stabil und sättigt lange. Die gehaltvolle Frucht macht also nicht dick, jedenfalls wenn Sie höchstens eine am Tag essen. Im Gegenteil: Die Avocadofette halten den Insulinspiegel im Körper so niedrig, dass dieser besser Fett verbrennen kann. Zusätzliches Plus: Das Fett in Avocados hilft dem Körper, fettlösliche Nährstoffe aus anderer Nahrung aufzunehmen – ein paar Avocadostücke im Salat oder im Smoothie machen also das ganze Gericht gleich viel gesünder.

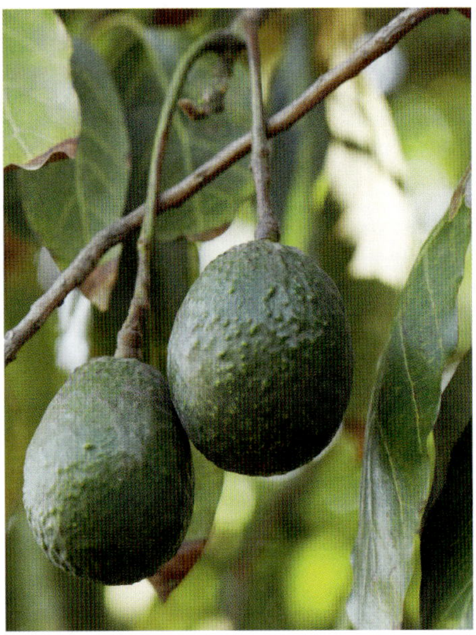

Fettes Superfood: Botanisch gesehen ist die aus Mittelamerika stammende Avocado eine tropische Beere.

Gehaltvolle Riesenbeere

Ferner stecken in der Frucht alle lebenswichtigen Aminosäuren, viel Vitamin A, C und E sowie Kalium, Kalzium, Eisen und Phosphor. Bemerkenswert ist auch der hohe Gehalt an Lutein. Dieses Carotinoid schützt besonders die Augen vor altersbedingten Krankheiten. Und dann ist da noch eine geballte Ladung B-Vitamine mit der höchsten Konzentration in Früchten überhaupt. In ihrer wilden Form stammen Avocados aus Mittelamerika, wo sie an immergrünen Bäumen wachsen, die bis zu 25 Meter hoch werden können. Sie werden aber auch in vielen tropischen und subtropischen Regionen der Welt auf Plantagen kultiviert. Botanisch ist die Avocado kein Gemüse, sondern eine tropische Frucht – genauer gesagt eine Beere.

WIE SIE AVOCADOS VERWENDEN

Die in Europa am meisten verbreiteten Avocadosorten sind Fuerte und Hass. Fuerte ist groß, grün und birnenförmig, die Hass-Avocado dagegen hat eine sehr dunkle, noppige Schale und ist eher oval. Das Besondere an ihr: Sie weist deutlich mehr Antioxidantien auf als die meisten anderen Sorten.

PFLÜCKREIFE

Avocados sind »klimakterisch«. So bezeichnet man Früchte, die nach der Ernte noch weiterreifen. Das geht allerdings nur dann, wenn sie beim Ernten bereits die sogenannte Pflückreife besitzen, also einen Mindestzuckergehalt. Wie groß der sein muss, ist von Frucht zu Frucht unterschiedlich. Eine zu früh gepflückte, steinharte Avocado reift auch nach Wochen nicht nach.

Avocados sind reif, wenn das Fruchtfleisch auf Daumendruck leicht nachgibt. Noch nicht ganz reife Avocados können Sie zu Hause einige Tage bei Zimmertemperatur in einer Papiertüte nachreifen lassen – am besten eine Banane oder einen Apfel dazupacken. Diese Früchte geben Ethylen ab, das den Prozess beschleunigt. Ganze reife Avocados können Sie auch einige Tage im Kühlschrank aufbewahren. Bei aufgeschnittenen Früchten verfärben sich die Schnittflächen braun, weil sie oxidieren. Das wird durch etwas Zitronensaft auf den Schnittflächen verzögert.
In der Küche sind die grünen Nährstoffbömbchen vielseitig zu verwenden – natürlich für den Klassiker, den mexikanischen Avocadodip Guacamole, aber auch als Grundlage für Salatsaucen, Smoothies und Suppen, als Einlage für Wraps oder als Cremebasis für Süßspeisen in der Rohkostküche, zum Beispiel bei einer roh veganen Mousse au Chocolat. Und das schnellste Rezept überhaupt: Sie verteilen das weiche Fruchtfleisch einfach auf Brot, salzen und pfeffern das Ganze und haben ruckzuck einen köstlichen Aufstrich, den Sie noch mit Tomatenstücken und Basilikum- oder Korianderblättchen aufpeppen können. Avocados sollten nicht gekocht werden, weil sie dabei einen bitteren Geschmack entwickeln. Allerdings spricht nichts dagegen, die Früchte unter ein schon erhitztes Gericht zu heben oder auch mal ganz kurz anzubraten, um sie zu erwärmen.

AVOCADOÖL

Avocados gehören wie Oliven zu den wenigen Früchten, aus deren Fruchtfleisch auch direkt Öl gewonnen wird. Die Gewinnung läuft bei beiden Fruchtsorten sehr ähnlich ab. In Deutschland gibt es vor allem natives Avocadoöl, das auch als »grün« oder »roh« bezeichnet wird. Die Zusammensetzung von Avocado- und Olivenöl ähnelt sich sehr. Der hohe Gehalt an Chlorophyll gibt dem Öl eine dunkelgelbe bis intensiv grüne Farbe. Avocadoöl harmoniert mit seinem frischen, leicht fruchtigen Geschmack mit mildem Käse und Tomaten, es passt aber auch bestens in einen Obstsalat. Wegen des angenehmen Mundgefühls kann es auch Butter ersetzen, zum Beispiel auf Brot. Avocadoöl eignet sich außerdem zum Braten und Backen. Das Öl kühl und dunkel aufbewahren und innerhalb weniger Wochen aufbrauchen.

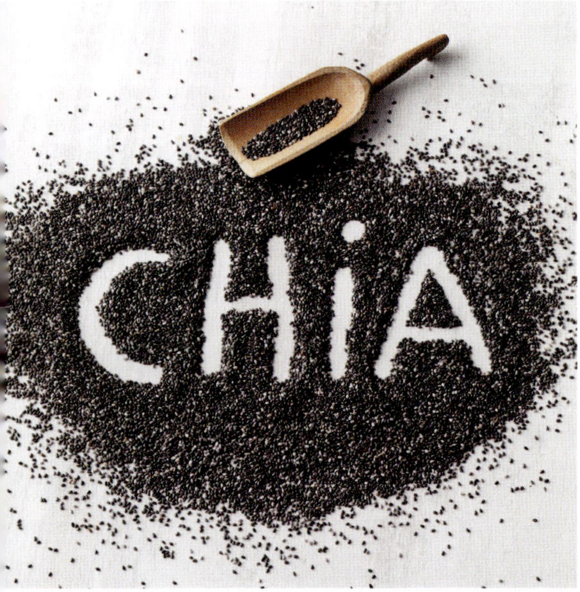

Kraftpaket aus Mexiko: Chia-Samen passen super ins Frühstücksmüsli oder einen Smoothie.

CHIA-SAMEN

Die kleinen Samen einer Wüsten-Salbeipflanze sind in ihrer Heimat Mexiko seit Jahrhunderten bekannt. *Chia* ist das Wort der Mayas für Kraft/Stärke. Und so wurden die Samen auch schon zu Zeiten der Mayas gegessen, um Kraft, Ausdauer und Energie zu erhöhen. Zwei Esslöffel Chia-Samen in Wasser eingeweicht stärkten einen aztekischen Krieger einen ganzen Tag lang, heißt es.

Auch heute sind Chia-Samen dafür bekannt, dass sie Energie verleihen, lange sättigen und uns mit wichtigen Nährstoffen versorgen. Chia-Samen haben einen extrem hohen Proteingehalt. Außerdem stecken in den Samen mehr Kalzium als in Milch, jede Menge Eisen und viele Antioxidantien. Chia hat hervorragende antioxidative Eigenschaften und trägt deshalb aktiv dazu bei, unsere Zellen vor äußeren Einflüssen zu schützen.

Top Omega-3- und -6-Lieferant

Berühmt sind die kleinen Samen aber vor allem, weil sie alle wichtigen Omega-3- und Omega-6-Fettsäuren enthalten, und zwar in einem sehr günstigen Verhältnis. Die Samen bestehen zu fast 20 Prozent aus Omega-3-Fettsäuren. Das ist der höchste Anteil, der bei Pflanzen vorkommt. Aber nicht nur an gesunden Fetten, auch an Ballaststoffen ist Chia reich: Enthalten sind etwa 10 Gramm Ballaststoffe in 30 Gramm Samen. Und noch ein Plus: Da die ballaststoffreichen Samen in Wasser so schön aufquellen, machen sie satt und spülen unerwünschte Bakterien aus dem Darm. Das hilft auch beim Abnehmen.
Zudem soll Chia die Umwandlung von Kohlenhydraten in Zucker verlangsamen, was unsere Energie über einen längeren Zeitraum aufrechterhält. Das schätzen auch Sportler.

WIE SIE CHIA-SAMEN VERWENDEN

Es gibt weiße und schwarze Samen, die sich in ihrem Nährstoffgehalt aber nicht unterscheiden. Die Samen ähneln Leinsamen, sind aber viel länger haltbar und deshalb perfekt für die Vorratshaltung. Chia-Samen können Sie vier bis fünf Jahre aufbewahren, ohne dass sie ihren Nährstoffgehalt, Geschmack oder Geruch verlieren. Deshalb können Sie unbesorgt günstige Großpackungen mit ein oder zwei Kilo Inhalt kaufen. Achten Sie auf Bioqualität. Die Samen haben wenig Eigengeschmack und sind daher wahre Allrounder in der Küche. Sie lassen sich prima mit anderen Lebensmitteln kombinieren.

Roh können Sie sie über Salate oder ins Müsli streuen. Wenn Sie Brot backen, geben Sie in den Teig fünf Prozent Chia-Samen, das macht das Brot schön saftig. Wichtig: Trinken Sie zwei bis drei Liter stilles Wasser oder Kräutertee täglich, wenn Sie Chia-Samen zu sich nehmen – die stark quellenden Samen binden im Körper viel Flüssigkeit.

CHIA-GEL & CHIA-ÖL

Verbreitet ist die Nutzung von Chia-Samen als Gel. Dafür 1/2 Tasse Chia-Samen mit 2 Tassen Flüssigkeit (z. B. Wasser, Sojadrink oder Mandeldrink) verrühren und in einem verschließbaren Gefäß in den Kühlschrank stellen. Dort quellen die Samen auf und bilden eine gelartige Masse, die für viele Gerichte wie Chia-Pudding oder Getränke wie Smoothies verwendet werden kann. Das Gel hält im Kühlschrank etwa eine Woche. Chia-Gel können Sie häufig auch statt Gelatine oder als veganen Ersatz für Eiweiß einsetzen. Pro Ei das Gel von 1 EL Chia-Samen und 3 EL Wasser verwenden.

Weil in Chia-Samen knapp 40 Prozent Öl stecken, kann aus ihnen auch ein hochwertiges kalt gepresstes Öl hergestellt werden. Das ist allerdings mit um die 10 Euro für 100 Milliliter nicht gerade billig. Das relativ neutral schmeckende Öl können Sie wie Lein- oder Hanföl verwenden. Es passt in Salatdressings oder Smoothies. Auch gegen Hautalterung und Entzündungen wird Chia-Öl oft eingesetzt. Es sollte wegen seiner empfindlichen Omega-3-Fettsäuren nicht erhitzt werden.

HÖCHSTMENGE

Chia gilt als sogenanntes Novel Food. Das sind Nahrungsmittel, die vor dem 15. Mai 1997 in Europa noch nicht für den menschlichen Verzehr verwendet wurden. Bis vor wenigen Jahren waren auch Chia-Samen bei uns unbekannt, erst seit einiger Zeit werden sie überhaupt importiert. Deshalb hat die Europäische Behörde für Lebensmittelsicherheit (EFSA) die empfohlene Höchstmenge auf 15 Gramm pro Tag festgelegt. Begründung: Man könne noch nicht wissen, wie sich Chia-Samen bei häufigerem Verzehr größerer Mengen auswirken. Auch das Allergiepotenzial sei noch nicht einzuschätzen. Zum Vergleich: In den USA dürfen knapp 50 Gramm Chia-Samen täglich gegessen werden und in den Herkunftsländern gibt es gar keine Beschränkung.

EIER

Eier machen satt und sind Nährstoffbomben. Vor allem liefern sie Eiweiß, aber auch Vitamine und gesunde Fette. Das Cholesterin in Eiern wurde lange zu Unrecht verteufelt.

Freispruch für das Hühnerei

Neben viel biologisch wertvollem Eiweiß, das wir zu fast 100 Prozent verwerten können, stecken in Hühnereiern auch die fettlöslichen Vitamine A, D, E und K, zudem wasserlösliche B-Vitamine, einige Mineralstoffe, Jod und eben auch Fett. Vor allem punkten Eier mit bis zu 225 Milligramm wertvollen Omega-3-Fettsäuren pro Stück, das entspricht fast unserem Tagesbedarf von etwa 300 Milligramm. Das meiste davon befindet sich im Eigelb. Bei Eiern aus Freilandhaltung ist der Anteil der Omega-3-Fettsäuren um ein Vielfaches höher als bei Eiern aus Käfighaltung, denn die Hühner werden ganz anders gefüttert. Zwar enthalten Eier auch viel Cholesterin, bis zu 300 Milligramm pro Stück, doch das hat neuen Studien zufolge keinen negativen Einfluss auf unsere Gesundheit. Darüber hinaus steckt in Hühnereiern der Stoff Lecitin, der Cholesterin wohl sogar senkt. Er bindet das Cholesterin so fest an sich, dass das Fett die Darmwand nur teilweise passiert.

CHOLESTERIN IST KEIN GIFT

Cholesterin aus der Nahrung spielt Studien zufolge kaum eine Rolle bei Herz-Kreislauf-Krankheiten. Den größten Teil des Cholesterins nehmen wir nämlich nicht über Nahrung auf, sondern produzieren ihn in der Leber selbst. Und das ist gut, denn Cholesterin ist kein Gift, sondern ein unverzichtbarer Baustoff: Die fettähnliche Substanz ist wichtig für die Funktion der Zellmembranen und bildet die Grundlage verschiedener Hormone. Unabhängig davon, wie viel Cholesterin aufgenommen wird, sorgt der Körper eines gesunden Menschen selbst dafür, dass sein Cholesterinspiegel konstant bleibt. Denn hauptsächlich entscheidet die genetische Veranlagung darüber, ob unser Körper viel oder wenig Cholesterin produziert.

WIE SIE EIER VERWENDEN

Hart oder weich kochen, braten, pochieren – Eier machen fast alles mit. Kaufen Sie Eier aus Freiland- oder Biohaltung und bewahren Sie sie im Kühlschrank auf. Vier Wochen nach dem Legedatum sollten Eier verzehrt sein. Machen Sie zur Sicherheit vor dem Gebrauch folgenden Haltbarkeitstest: Sinkt ein Ei in Salzwasser zu Boden, ist es frisch. Richtet es sich auf, ist es circa eine Woche alt. Finger weg, wenn es nach oben steigt, dann ist es für den Verzehr bereits zu alt. Nach dem Aufschlagen sollten Sie Eier wegen der Salmonellengefahr sofort verwenden.

FISCH

Fisch ist eine gute Quelle für Protein, Selen, Jod, Vitamin D und viele B-Vitamine, doch nur fettreiche Kaltwasserfische stecken auch voller Omega-3-Fettsäuren – noch dazu den biologisch aktivsten DHA und EPA.

Je fetter, desto besser

Ob Lachs, Makrele, Hering oder Sardine – wenn Sie Fisch mögen, greifen Sie am besten bei diesen Sorten zu. Es ist nicht sinnvoll, aus Sorge vor zu viel Fett- oder hohem Kaloriengehalt auf magere Fischsorten auszuweichen. Denn gerade fettreiche Fische versorgen uns mit den wertvollen Omega-3-Fettsäuren, die für unsere Gesundheit so wichtig sind, die aber in unserer heutigen Ernährung leider oft fehlen (**siehe Seite 15**).

NACHHALTIG EINKAUFEN

Davon abgesehen ist bei jeder Art von Fisch der Aspekt der Nachhaltigkeit zu berücksichtigen: Viele Bestände sind überfischt. Aus diesem Grund empfehle ich hier keinen Thunfisch, obwohl auch er zu den fettreichen Fischsorten gehört.
Achten Sie beim Kauf von Fisch generell auf Herkunft, Fangmethode und anerkannte Qualitätssiegel wie das blaue MSC-Siegel (Marine Stewardship Council). Für Fisch aus Aquakulturen gibt es das ASC-Siegel (Aquaculture Stewardship Council). Bei Zuchtfisch außerdem unbedingt Ökosiegel wie Bioland oder Naturland bevorzugen.

WIE SIE FISCH VERWENDEN

Wichtigste Regel beim Kauf von frischem Fisch: Er darf nicht fischig riechen. Bei ganzen Fischen sollten die Augen prall und durchsichtig und die Kiemen hellrot sein, die Haut sollte glänzen und die Schuppen sollten fest sitzen. Ein Fischfilet soll glänzen, das Fleisch fest sein, die Muskelsegmente des Filets dürfen nicht auseinanderklappen.
Nach dem Einkauf den Fisch möglichst durchgängig kühl aufbewahren und frisch essen. Im Kühlschrank hält er sich höchstens zwei Tage. Wer frischen Fisch nach dem Einkauf länger aufbewahren möchte, sollte ihn einfrieren. Fetter Fisch wie Aal oder Lachs hält sich im Gefrierfach ein bis drei Monate. Den Fisch vor dem Einfrieren reinigen.
Natürlich können Sie auch gleich tiefgekühlten Fisch kaufen. Da Tiefkühlfisch direkt nach dem Fang schockgefroren wird, bleiben Nährstoffe und Vitamine erhalten. Und sogar Fisch aus der Dose ist noch gesund. Konserven mit fettreichem Seefisch sind sogar sehr gute Quellen für Omega-3-Fettsäuren. Aber auch hier gilt: auf Herkunft und Qualitätssiegel achten! Und kaufen Sie nur Konserven, in denen der Fisch in Tomatensauce oder Wasser eingelegt ist – nicht in Pflanzenöl, das nur noch unnötige Omega-6-Fettsäuren liefern würde. Fisch schmeckt gegrillt, gebraten und auch geschmort. Besonders nährstoffschonende und kalorienarme Garmethoden sind Dämpfen und Dünsten. Frittieren sollte eher die Ausnahme sein.

HANF

Kaum zu glauben, aber die kleinen Samen der Nutzhanfpflanze haben eine enorm hohe Nährstoffdichte – sie gehören zu den ergiebigsten Quellen für leicht verdauliches pflanzliches Protein und ebenso für essenzielle Fettsäuren. Botanisch ist Hanf mit Hopfen verwandt und der Samen ist eigentlich eine winzige Nuss.

Perfektes Fetteverhältnis

Hanf liefert jede Menge Omega-3- und Omega-6-Fettsäuren, sogar in ihrem optimalen Verhältnis von etwa 1:3. Neben Leinsamen und Chia-Samen ist Hanf im Pflanzenreich der dritte große Lieferant dieser essenziellen Fettsäuren. Gleichzeitig ist der Anteil gesättigter Fettsäuren in Hanf eher gering, was ernährungsphysiologisch günstig ist.
Was Hanf und besonders Hanföl in puncto Fette zusätzlich interessant macht, ist die Tatsache, dass beide Gamma-Linolensäure enthalten. Diese sehr seltene Omega-6-Fettsäure kommt sonst nur noch in Nachtkerzen-, Borretsch- und Johanniskernöl vor.
Doch diese Öle schmecken bitter und sind zudem ziemlich teuer, weshalb sie sich für die kulinarische Verwendung im Alltag nicht eignen. Unser Körper kann aus Gamma-Linolensäure die bereits erwähnten Eicosanoide (**siehe Seite 14**) bilden. Die hormonähnlichen Substanzen können dazu beitragen, den Blutdruck zu senken, Entzündungen zu bekämpfen und Hautreizungen zu mildern.

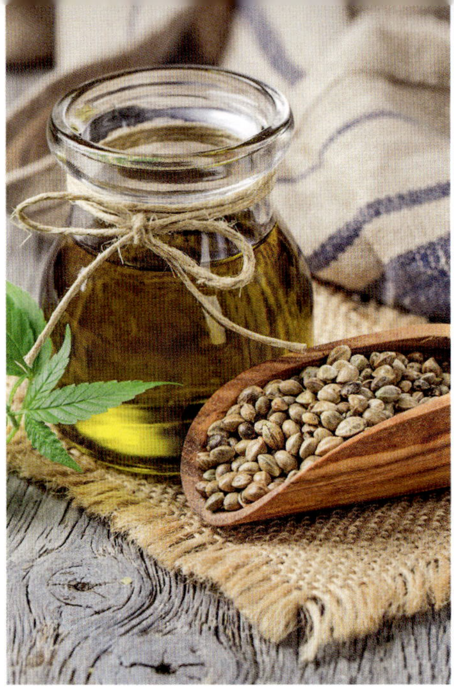

Eine der ältesten Kulturpflanzen der Welt: Hanf bereichert mit seinem nussigen Aroma viele Gerichte.

Pflanzliche Proteinbombe

Vegetarier und Sportler lieben Hanf aber auch wegen seines hohen Proteingehalts. Das pflanzliche Protein des Hanfs ist ein besonders hochwertiges, weil es alle im Körper vorkommenden Aminosäuren enthält und zusätzlich alle acht essenziellen Aminosäuren, die wir mit der Nahrung aufnehmen müssen. Und dann ist da noch das Edestin. Diese Aminosäure wurde bisher nur in Hanf entdeckt, sie ähnelt dem Globulin unseres Blutplasmas und soll laut Studien sogar fähig sein, Schäden an unserer DNA zu reparieren. Fest steht: Unter allen Pflanzen ähnelt das Aminosäureprofil von Hanf dem des Menschen am meisten. Und das wiederum bedeutet, dass Hanfprotein eine enorm hohe biologische Wertigkeit hat, also sehr leicht vom Körper aufgenommen werden kann. Dieses hochpotente Protein wirkt unter anderem entzündungshemmend, fördert das Immunsystem und unterstützt die Regeneration nach anstrengenden Aktivitäten.

WIE SIE HANF VERWENDEN

Hanf wird als Samen, Pulver und Öl angeboten. Ungeschälte Samen sind ziemlich knackig, wegen der Schale enthalten sie besonders viele Nährstoffe. Geschälte Samen sind viel zarter und daher für die meisten Anwendungen besser geeignet. Streuen Sie die Samen über Müsli oder Salat, rollen Sie selbst gemachtes Konfekt oder pikante Snackbällchen in ihnen, mischen Sie Hanfsamen in Saucen und Pestos, Brot- oder Kräckerteig – das milde Nussaroma bietet viele kulinarische Möglichkeiten. Für Hanfpulver oder -mehl werden die Samen fein gemahlen. Manche Hanfpulver sind fettreduziert. Diese können sinnvoll sein, wenn es Ihnen vor allem um eine erhöhte Proteinzufuhr geht.
Wie immer sollten Sie auch bei Hanf auf Bioqualität achten. Rühren Sie das Pulver zu einem Eiweißshake oder -smoothie für die Muskelregeneration nach dem Sport. Wenn Sie abnehmen wollen, ist solch ein Shake oder Smoothie auch ein ideales Abendessen. Angebrochene Packungen bewahren Sie im Kühlschrank auf.

HANFÖL

Damit alle wertvollen Inhaltsstoffe erhalten bleiben, sollte Hanföl auf jeden Fall kalt gepresst sein. Das herb-nussige, grüngelbe Öl verfeinert Salate, Rohkost und Gemüsegerichte. Probieren Sie beispielsweise einmal das Caesar-Dressing von **Seite 73** oder den Grünkohl-Nuss-Salat von **Seite 83**.
Wegen des hohen Anteils an mehrfach ungesättigten Fettsäuren sollten Sie das Öl nicht erhitzen. Wenn Ihnen der Eigengeschmack von Hanföl zu intensiv ist, können Sie es mit neutralerem Öl wie Sonnenblumen- oder Rapsöl mischen. Wegen des hohen Gehalts an Vitamin E, das die Fettsäuren vor Oxidation schützt, hält sich Hanföl in einer dunklen Flasche kühl gelagert etwa sechs Monate.

EFA-ÖL SELBST GEMACHT

Acht Teile Hanföl, ein Teil Leinsamenöl und ein Teil Kürbiskernöl miteinander gemischt ergeben ein Öl mit der idealen Kombination essenzieller Fettsäuren. Es nennt sich EFA-Öl (»essential fatty acids«-Öl). Kühl und dunkel aufbewahrt ist es einige Monate haltbar.
Dieses Öl können Sie genauso verwenden wie alle anderen kalt gepressten Öle – also zum Beispiel für Salatdressings, Smoothies oder als Topping auf Suppen. Wichtig ist nur, das Öl nicht zu erhitzen.

KOKOSNÜSSE

Seit jeher wird die bis zu 30 Meter hoch wachsende Kokospalme in ihren tropischen Heimatländern »Königin der Pflanzen« oder »Baum des Lebens« genannt. Zu Recht, denn ihre Frucht liefert mit Kokoswasser, Fruchtfleisch und Öl gleich mehrere wertvolle Nahrungsmittel. Wissenschaftler behaupten, man könne sich wochenlang von Kokosnüssen ernähren, ohne einen Mangel zu erleiden.

Neuer Superstar Kokosöl

Die Kokosnuss hat einen sehr hohen Fettanteil, davon 72 Prozent gesättigte Fettsäuren, die in unserer westlichen Kultur lange Zeit als ungesund galten. Inzwischen weiß man, dass die gesättigten Fettsäuren in Kokosöl mittelkettige Fettsäuren sind und somit positiv auf unseren Körper wirken. Denn diese sogenannten Triglyceride werden nicht von den Fettzellen eingelagert wie die langkettigen, sondern schon in der Leber sofort in Energie für den Körper umgewandelt und auch schnell verdaut. Das erhöht unseren Stoffwechsel und hilft so zudem bei der Fettverbrennung. Und auch das Gehirn kann diese Fettsäuren sehr gut verwerten, deshalb soll Kokosöl sogar gegen Demenz helfen. Besonders ausführlich wurde die Laurinsäure erforscht: Diese Fettsäure fördert die Produktion des gefäßschützenden, also positiven HDL-Cholesterins, wirkt gegen schädliche Bakterien und Viren und erhält gleichzeitig die nützlichen. Deshalb gilt Kokosöl auch als entzündungshemmend und immunstärkend. Die Fettsäuren im Kokosöl scheinen außerdem schädliche Bakterien im Darm beseitigen zu können und gleichzeitig die nützlichen zu erhalten. Zudem fördert Kokosöl die Aufnahme wichtiger essenzieller Fettsäuren und fettlöslicher Vitamine.

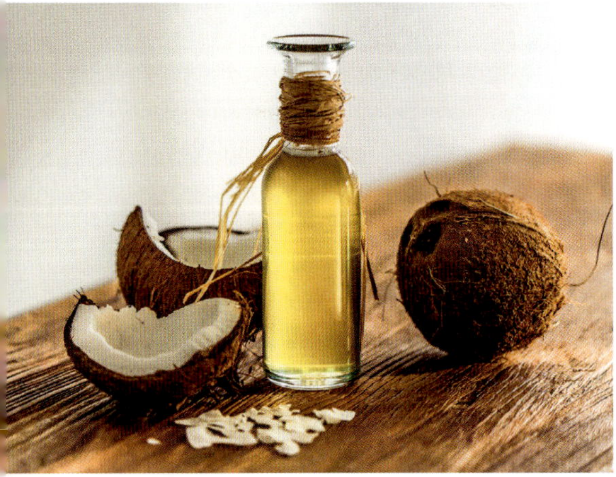

Gute Figur, schöne Haut, glänzendes Haar – Kokosnüsse sind gesund und zudem ein wahres Beautyfood.

Schöne Haut, glänzendes Haar

Auch äußerlich lässt sich Kokosöl prima anwenden: Der Haut spendet es Feuchtigkeit und es soll sogar Neurodermitis und Akne lindern. Die Haare bekommen mit Kokosöl mehr Kraft und Glanz. Deshalb gelten Kokosnüsse auch als Beautyfood für eine gute Figur, schöne Haut und glänzendes Haar. Probieren Sie doch einmal die Haarpackung von **Seite 26** aus.

WAS IST MCT-ÖL?

Aus Kokosöl werden auch sogenannte MCT-Öle hergestellt. MCT steht für medium chain triglycerides, also mittelkettige Fettsäuren. Kokosöl enthält zwar schon viele dieser Fettsäuren, aber in MCT-Öl sind sie hochkonzentriert: vor allem Caprylsäure (C8) und Caprinsäure (C10). Gleichzeitig hat MCT-Öl weniger Kalorien als Kokosöl und ist relativ geruchs- und geschmacklos. Es soll alle positiven Wirkungen von Kokosöl – wie schnelle Energie für Körper und Gehirn sowie die Fettverbrennung – noch effektiver auslösen. Deshalb ist es auch ein wichtiger Bestandteil im Originalrezept von Bulletproof Coffee (**siehe Seite 44**). Allerdings kann es bei übermäßigem Verzehr zu unerwünschten Nebenwirkungen wie Blähungen oder Bauchweh kommen. Deshalb den Körper allmählich an das Öl gewöhnen: Starten Sie mit 1 TL am Tag und steigern Sie die Dosis auf 1–2 EL. Es ist auch ratsam, MCT-Öl immer zu einer Mahlzeit einzunehmen. Mischen Sie es in Smoothies oder Salatdressings. MCT-Öl nicht erhitzen! Und kaufen Sie Öl, das zu 100 Prozent aus Kokosnüssen stammt.

WIE SIE KOKOSNÜSSE VERWENDEN

Die ganze Kokosnuss ist gesund, kaufen Sie ruhig ab und zu eine frische: Kokoswasser und Fruchtfleisch schmecken in Smoothies und Desserts. Getrocknete, ungesüßte Kokosraspel eignen sich zum Knabbern, fürs Müsli oder zum Backen. Mit Wasser wird aus den Raspeln im Mixer Kokosmilch, die in Smoothies, Suppen oder Wokgerichte passt. Für die Küche gibt es drei verschiedene Produkte aus Kokosfett: Da ist zunächst hoch raffiniertes Kokosfett zum Frittieren aus konventioneller Produktion. Es ist weiß, hoch erhitzbar und fast geruchsfrei. Ein ähnliches Produkt gibt es im Bioladen, es wird als »odourless cooking cream« vermarktet. Das dritte ist ein naturbelassenes sogenanntes Kokosöl, das aus dem Fruchtfleisch gewonnen wird, intensiv nach Kokosnuss duftet und auch leicht danach schmeckt. Meiden Sie jedoch raffinierte Billigprodukte: Diese werden chemisch behandelt und haben nichts mehr gemein mit ursprünglichem Kokosöl. Gutes Kokosöl sollte kalt gepresst und nativ – also naturbelassen – sein. Wir kennen das Prinzip vom Olivenöl »extra vergine«. Kaufen Sie also extra natives, ungehärtetes Kokosöl, am besten in Bioqualität. Weil es bei Zimmertemperatur fest wird, nennt man es auch Kokosnussbutter oder -fett. Stellen Sie das Glas in eine Schüssel mit warmem Wasser, dann wird das Öl schnell wieder flüssig. Bereiten Sie mit Kokosöl Desserts oder Konfekt zu und geben Sie es in Smoothies oder Bulletproof Coffee (**siehe Seite 44**). Kokosöl eignet sich auch perfekt zum Kochen, Braten oder Backen. Es kann hoch erhitzt werden und die wertvollen Fettsäuren bleiben dabei erhalten.

HAUPTSACHE FETT: BULLETPROOF COFFEE

Ein seltsames Gebräu aus Kaffee und Fett mischt seit einiger Zeit nicht nur die Szene der Fitnessfans und Biohacker auf. Was steckt hinter dem Trendgetränk?

Er soll die Fettverbrennung anheizen, lange satt machen, für einen extra Energiekick am Morgen sorgen und den ganzen Tag die Leistungsfähigkeit erhöhen: der Bulletproof Coffee – zu Deutsch: »der kugelsichere Kaffee«. Das Trendgetränk der Paleo- und Biohackerszene besteht aus drei Zutaten: Filterkaffee, Kokos- oder MCT-Öl und Butter. Dadurch ist es im Prinzip eine Mischung aus Getränk und flüssiger Mahlzeit. Denn schließlich enthält so ein Becher Fett-Kaffee auch ziemlich viele Kalorien.

Die Idee für den Bulletproof Coffee hatte der US-Unternehmer Dave Asprey, der vor Erfindung seiner Bulletproof-Diät 135 Kilo auf die Waage brachte. Beim Bergsteigen in Tibet wurde ihm Tee mit Yak-Butter (Yak ist eine asiatische Rinderart) serviert, wie Asprey selbst gerne erzählt. Nachdem er diesen Tee getrunken hatte, fühlte er sich unglaublich energiegeladen. Die positive Wirkung des Tees beeindruckte Asprey so sehr, dass er die Idee mit nach Hause nahm. Nach seiner Rückkehr ins Silicon Valley tüftelte er an der perfekten Rezeptur und erfand schließlich den Bulletproof Coffee – Kaffee mit einer gehörigen Portion Fett. Seinem Erfinder zufolge liefert er bis zu sechs Stunden Energie, kann also das Frühstück problemlos ersetzen. Das Geheimnis dahinter: Der Kaffee verleiht durch die Butter und das Kokosöl sofort Energie, da die mittelkettigen Triglyceride des Öls schnell in die Leber gelangen. Alles, was das Organ nicht selbst benötigt, wandelt es in Ketone (**siehe Seite 11**) um, die dann das Gehirn als Treibstoff gut nutzen kann. Die Butter wiederum ist zudem ein guter Ersatz für Milch, denn sie enthält weniger Laktose und Casein als Milch, was sie verträglicher macht. Außerdem steckt in ihr entzündungshemmende Buttersäure. Durch das Fett gelangt das Koffein aus dem Kaffee zudem nur langsam ins Blut, seine anregende Wirkung wird so über den Tag verteilt.

QUALITÄT DER ZUTATEN

Asprey selbst beschreibt, dass ihn diese Mixtur beim Intervallfasten (**siehe Seite 106**) einerseits sättigt und mit Energie versorgt, sein Körper aber gleichzeitig im Zustand der Ketose bleibt – er also alle gesundheitlichen Vorteile des Fastens erleben kann und dabei energieladen und voll konzentriert ist. Entscheidend für die Wirkung ist für ihn die

Qualität der Zutaten: Der Kaffee sollte aus hochwertigen, nur leicht gerösteten Kaffeebohnen bestehen, da diese weniger mit Giftstoffen belastet sind und mehr Antioxidantien enthalten als herkömmlich geröstete. Auch ein hervorragendes Kokosöl ist wichtig, besser noch funktioniert ein hochwertiges MTC-Öl (**siehe Seite 43**). Die Butter sollte am besten Weidebutter sein, also hergestellt aus der Milch von ausschließlich mit Gras gefütterten Tieren. Weidebutter hat ein besseres Verhältnis von Omega-3 zu Omega-6-Fettsäuren und enthält außerdem mehr Vitamine, Betacarotin und andere Antioxidantien als gewöhnliche Butter.

DAS REZEPT

Einen Becher Kaffee in der gewünschten Stärke frisch aufbrühen. Zusammen mit 1 EL Weidebutter und 1 EL MCT-Öl oder Kokosöl in einem Mixer kräftig durchmixen. Der Mixer ist wichtig, damit sich das Fett gut mit dem Kaffee verbindet und das Getränk nicht nur schön cremig wird, sondern auch sein Potenzial optimal entfalten kann. Durch das Mixen lösen sich aus der Butter die Mizellen – kleine Moleküle, die den Fettstoffwechsel unterstützen.

KRITISCHE STIMMEN

So sehr die einen von der Wirkung dieses Kultgetränks begeistert sind, so skeptisch sind seine Kritiker: Zwar sei Bulletproof Coffee durch seinen hohen Kaloriengehalt ein guter Energielieferant, doch biete er kaum wichtige Nährstoffe wie Vitamine und Mineralstoffe, heißt es. Außerdem ist so viel Fett, noch dazu auf nüchternen Magen, nicht jedermanns Sache. Empfindliche Menschen können Verdauungsbeschwerden bekommen. Wenn Sie den Fett-Kaffee ausprobieren möchten, fangen Sie also am besten mit jeweils nur einem gestrichenen Teelöffel Butter und Kokosöl im Kaffee an und steigern die Menge, wenn Sie das gut vertragen. Der Bulletproof Coffee schmeckt leicht nach Kokos und ist schön cremig.

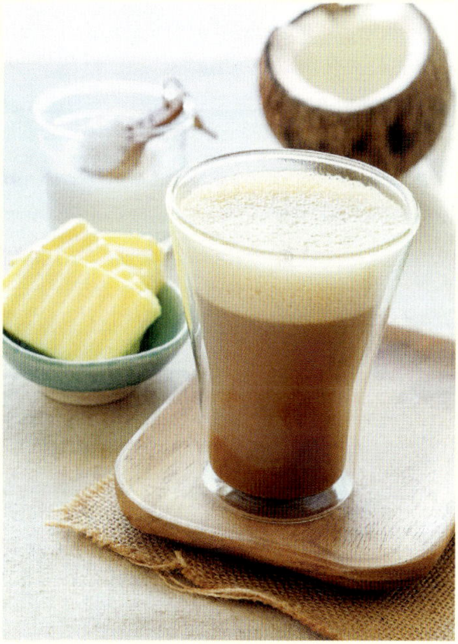

Star der Biohackerszene: Bulletproof Coffee kurbelt die Fettverbrennung an und macht uns fit für den Tag.

LEINDOTTERÖL

Leindotter ist eine sehr alte Kulturpflanze, die wie Raps zu den Kreuzblütlern gehört. Mit Lein ist sie nicht verwandt, obwohl die beiden Pflanzen und ihr Öl oft miteinander verwechselt werden. Das liegt neben der Ähnlichkeit der Namen wohl vor allem daran, dass bis vor 100 Jahren Leindotter und Lein gemeinsam kultiviert wurden. Weil die Pflanze anspruchslos ist und unempfindlich gegenüber Schädlingen und Krankheiten, kann man beim Anbau von Leindotter weitgehend auf chemischen Pflanzenschutz verzichten. Das macht Leindotter für die biologische Produktion sehr interessant. Leindotteröl ist deshalb vor allem im Biohandel erhältlich. Es ist auch unter dem Namen Camelinaöl bekannt.

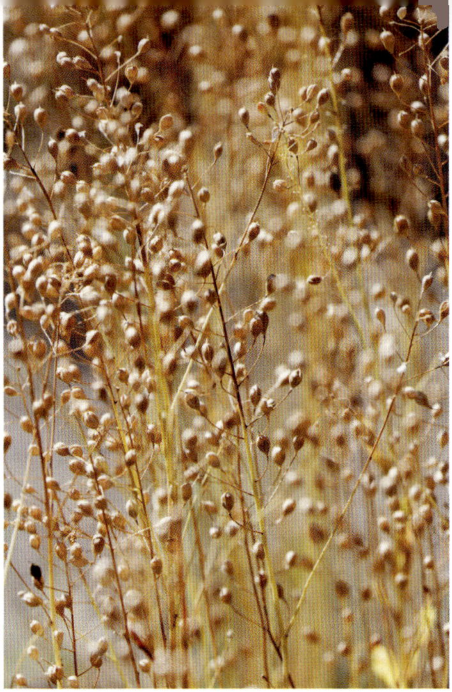

Das Öl der unempfindlichen Leindotterpflanze punktet mit einem perfekt ausgeglichenen Fettsäurehaushalt.

Viele Omega-3-Fettsäuren

Leindotteröl taucht erst seit einigen Jahren wieder vermehrt im Handel und im Bewusstsein der Verbraucher auf. Und das ist höchste Zeit, denn das zartnussige Öl hat einiges zu bieten: mit einem Anteil von 33–41 Prozent vor allem die begehrte Omega-3-Fettsäure Alpha-Linolensäure. Außerdem Ölsäure, Linolsäure und Eicosensäure. Dazu kommt mit 1:3 ein sehr gutes Verhältnis von Omega-6- zu Omega-3-Fettsäuren. Wer also regelmäßig zu Leindotteröl greift, kann das ernährungsphysiologisch optimale Verhältnis von 3:1 erreichen. Der Anteil gesättigter Fettsäuren liegt mit unter 10 Prozent niedriger als bei den meisten anderen Speiseölen.

WIE SIE LEINDOTTERÖL VERWENDEN

Mit seinem feinen Aroma, das an Erbse erinnert, passt das Öl gut in Salatdressings und harmoniert mit Kartoffeln oder Tofu sowie mit Fisch und gedünstetem Gemüse. Probieren Sie einmal die Grüne Sauce von **Seite 72** aus oder bereiten Sie den Gurken-Wakame-Salat von **Seite 85** mit einem Joghurt-Zitronen-Leindotteröl-Dressing zu.

Bei warmen Speisen ist es empfehlenswert, das Öl erst kurz vor dem Servieren über das Essen zu geben, es sollte nicht erhitzt werden. Die einmal geöffnete Flasche im Kühlschrank lagern und das Öl dann innerhalb von wenigen Wochen verbrauchen.

LEINSAMEN

Lein, auch Flachs genannt, gehört zu den ältesten Kulturpflanzen der Welt. Früher machte man aus Flachsfasern Stoffe. Die Samen und das aus ihnen gewonnene Öl wurden jedoch auch schon im antiken Griechenland gegen viele Beschwerden eingesetzt.

Gut für Magen und Darm

Als mildes, natürliches Abführmittel ist Leinsamen vielen bekannt: In den kleinen Körnern stecken nämlich nicht nur viele Ballast-, sondern auch Schleimstoffe, die den Darminhalt weich und gleitfähig machen.
Außerdem legen sie sich wie ein Schutzfilm über die Magen- und Darmschleimhaut und können deshalb auch gut bei chronischen Magen-Darm-Entzündungen helfen. Doch die unscheinbaren Samen haben noch viel mehr zu bieten: Zusammen mit Hanfsamen und Chia-Samen gehören sie zu den pflanzlichen Toplieferanten für Omega-3-Fettsäuren. Außerdem sind Leinsamen die wohl beste natürliche Quelle für Lignane. Diese sogenannten Phytohormone wirken ein bisschen wie Östrogene und helfen, den Hormonhaushalt im Gleichgewicht zu halten.

WIE SIE LEINSAMEN VERWENDEN

Die kleinen Samen gibt es als ganze Körner oder geschrotet zu kaufen. Weil geschroteter Leinsamen wegen des empfindlichen Leinöls sehr schnell ranzig wird, kaufen Sie am besten ganze Körner. Die sollten Sie dann zu Hause selbst mahlen, denn nur wenn die Samen vermahlen sind, kann unser Körper alle wertvollen Nährstoffe daraus aufschließen und verarbeiten. Empfehlenswert dafür sind eine preiswerte kleine Kaffeemühle oder ein Blender. Die Samen passen gut ins Müsli, in Salate, Suppen oder in selbst gemachte Brote und Rohkostcracker. Täglich sollten Sie nicht mehr als 1–2 EL Leinsamen zu sich nehmen. Wenn Sie ballaststoffreiche Nahrung nicht gewöhnt sind, beginnen Sie vorsichtshalber erst einmal nur mit 1–2 TL. Und ganz wichtig: viel trinken, am besten Wasser oder Kräutertee! Dann kann die Saat im Darm schön quellen und Sie riskieren keine Verstopfung oder Blähungen.

LEINÖL

Sehr hochwertig ist Leinöl, in dem die gesunden Omega-3-Fettsäuren noch konzentrierter sind als in den Samen. Bewahren Sie das kalt gepresste Öl licht- und luftgeschützt auf, am besten im Kühlschrank. Verbrauchen Sie es zügig – es wird noch schneller ranzig als die Samen. Deshalb wird Leinöl gewöhnlich nur in sehr kleinen Flaschen angeboten. Etwas Leinöl schmeckt in Salatsaucen und Dips oder auch auf warmen Gerichten. Eine regionale Spezialität aus Schlesien und Brandenburg sind Pellkartoffeln mit Quark und Leinöl. Verwenden Sie das Öl nur kalt, nicht mitkochen. Sie können das etwas bitter, aber nussig schmeckende Öl auch mit Rapsöl mischen, wenn Ihnen das Aroma zu intensiv ist.

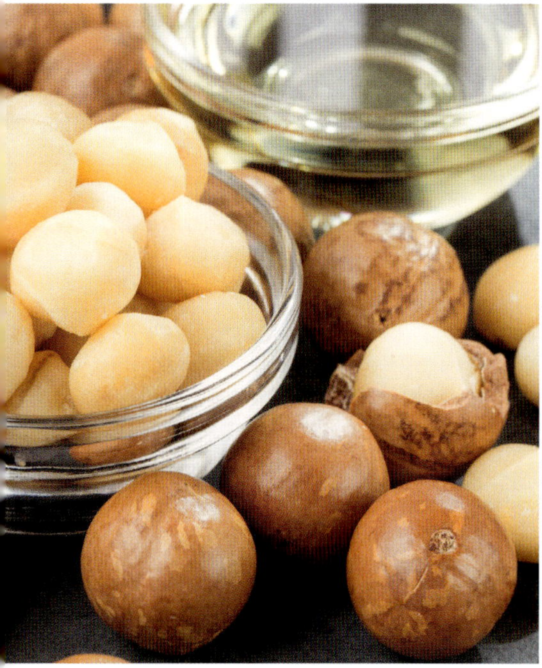

Powerperlen aus Australien: Die süßlich schmeckenden Macadamias kommen meist geschält auf den Markt.

MACADAMIANÜSSE

Die Früchte des in Australien beheimateten Macadamiabaums sind eigentlich keine Nüsse, sondern sogenannte Balgfrüchte. Sie dienen den Aborigines schon seit Jahrhunderten als wertvolle Eiweiß- und Fettquelle. Vor der Weiterverarbeitung müssen Macadamianüsse mehrere Wochen trocknen, dann werden ihre extrem dicken und harten Schalen maschinell aufgebrochen. Die Kerne haben einen hohen Fettanteil von bis zu 75 Prozent bei gleichzeitig wenig Kohlenhydraten.

Für Küche und Schönheit

Macadamiaöl gehört zu den teuersten Speiseölen. 250 Milliliter Öl in Bioqualität kosten hierzulande um die 20 Euro. Allerdings eine lohnenswerte Investition: Das Öl weist wie die Kerne sehr viele EUFS auf, vor allem Ölsäure, aber auch die in pflanzlichen Nahrungsmitteln selten vorkommende Palmitoleinsäure. Diese sorgt dafür, dass das Öl gut von Haut oder Haaren aufgenommen wird, einer der Gründe, warum Macadamiaöl auch häufig in Kosmetik steckt. Macadamianüsse sind zudem eine gute Quelle für E-Vitamine.

WIE SIE MACADAMIAS VERWENDEN

Die Kerne sind wie die meisten Nüsse ein schneller, gesunder Snack, schmecken aber auch in Salaten, Desserts oder Gebäck. Auch das feine nussig-zitronige Öl passt zu Süßem und zu Herzhaftem. Zwar können Sie damit auch braten, doch dann geht das zarte Aroma verloren. Beträufeln Sie die Speisen lieber erst kurz vor dem Essen mit dem Öl. Kühl und dunkel lagern und innerhalb weniger Wochen verbrauchen.

MANDELN

Gäbe es sie nicht, man müsste sie erfinden: Mandeln sind unglaublich vielseitig, köstlich und gesund. Die ölhaltigen Steinfrüchte des Mandelbaums werden in Asien seit Jahrtausenden kultiviert. Mit ihrem milden, süßlichen Aroma sind sie auch ein guter Snack.

Voll gesunder Inhaltsstoffe

Mandeln sind nicht nur eine gute Eiweißquelle, sie bieten auch viele Omega-3-Fettsäuren. Daneben stecken in ihnen viel Vitamin E, jede Menge Mineralien und Ballaststoffe. Die Zusammensetzung der Fettsäuren in Mandelöl ähnelt der des Olivenöls. Das Öl darf erhitzt werden, ist aber eigentlich zu schade dafür.

WIE SIE MANDELN VERWENDEN

Ob pur, in Pestos, Mandeldrink, Gebäck oder Salaten – der milde Geschmack von Mandeln passt fast immer. Mandelöl gehört zur Orientküche und harmoniert mit vielen Desserts, aber auch mit Gemüse wie Möhren, Mangold oder Spargel. Wie Macadamiaöl kühl und dunkel aufbewahren und zügig verbrauchen.

NÜSSE: GESUNDE FETTE SATT

Knabbern Sie jeden Tag eine Handvoll Nüsse! Sie stecken voller Mineralien, Vitamine, Eiweiß und vor allem gesunder Fette. Diese sorgen für ein lang anhaltendes Sättigungsgefühl und liefern dem Gehirn viel Energie. Weil Nüsse aber auch sehr kalorienreich sind, sollten Sie wirklich nicht mehr als eine Handvoll pro Tag essen. Einige der wichtigsten Nüsse in puncto gesunde Fette werden in diesem Buch gesondert vorgestellt, doch für alle Nüsse gilt: Kaufen Sie sie frisch, wenn möglich in Bio- und Rohkostqualität. Bewahren Sie sie in einem verschlossenen Behälter im Kühlschrank auf – vor allem, wenn die Schale schon entfernt ist. Wenn Nüsse bitter schmecken, sind ihre Fette ranzig geworden. Dann nicht mehr essen, sondern wegwerfen. Gemahlene Nüsse werden schneller ranzig als ganze. Deshalb möglichst ganze Nüsse kaufen und bei Bedarf selbst mahlen, zum Beispiel in einer Nussmühle oder einem Blitzhacker. Weichen Sie Nüsse und Samen vor dem Verwenden mehrere Stunden in warmem Wasser ein. Achten Sie darauf, dass alle gut mit Wasser bedeckt sind. Nach dem Einweichen die Nüsse gut mit kaltem Wasser abspülen, bis das Spülwasser klar bleibt. In Nüssen und Samen stecken Enzymhemmer, die sie am Keimen hindern sollen, wenn sie zum Beispiel von Regentropfen berührt werden. Diese Enzymhemmer machen es unserem Körper schwer, rohe Nüsse und Samen zu verdauen. Das Einweichen von Nüssen in Wasser schaltet die Enzymhemmer aus, gleichzeitig werden andere fürs Keimen wichtige Enzyme freigesetzt. Diese erhöhen die Konzentration der Vitamine, besonders der B-Vitamine. So werden Nüsse, Kerne und Samen für uns leichter verdaulich, wir können ihre Nährstoffe besser aufnehmen und sie schmecken dann auch besser. Küchentechnisch ist das Einweichen der Nüsse auch sinnvoll für die Zubereitung von Nussmilch, rohen Kuchenteigen, Pralinen oder Pestos. Wenn Sie die Nüsse knabbern wollen, lassen Sie sie einfach vorher wieder trocknen – eventuell im Dörrgerät oder bei maximal 50 Grad Celsius auf einem Backblech im Ofen.

RAPSÖL

Es gehört zu den gesündesten Fetten einheimischer Herkunft: Rapsöl ist heute das beliebteste Speiseöl der Deutschen. Das war jedoch nicht immer so. Frühere Rapssorten waren bitter und enthielten viel Erucasäure, die als gesundheitlich bedenklich gilt. Zudem wurde Rapsöl lange Zeit auch als Brenn- und Schmierstoff eingesetzt und hatte keinen guten Ruf als Speiseöl.

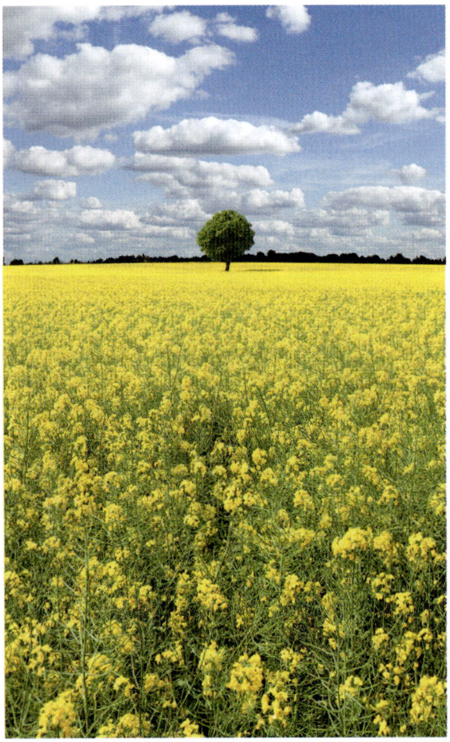

Eine Wohltat nicht nur fürs Auge: Die herrlich gelben Rapsfelder liefern uns ein gesundes und vielseitiges Öl.

Lieblingsöl der Deutschen

Mit der Züchtung moderner Rapssorten hat sich das Image des Öls jedoch komplett gewandelt: Der Anbau von Raps und die Ölproduktion sind heute ein wichtiger Wirtschaftsfaktor in Deutschland.
Der hohe Anteil an Ölsäure und das besonders gute Verhältnis zwischen Omega-6- und Omega-3-Fettsäuren von 2:1 machen Rapsöl inzwischen auch zu einem Lieblingsspeiseöl von Ernährungsexperten.

WIE SIE RAPSÖL VERWENDEN

Das Öl aus der gelben Kohlpflanze ist ein Allrounder in der Küche: Raffiniertes Rapsöl ist geschmacksneutral und eignet sich sehr gut zum Braten und Frittieren. Natives oder kalt gepresstes Rapsöl dagegen hat ein nussigsaatiges Aroma und sollte vor allem für Salate und kalte Speisen verwendet werden.
Eine dritte Qualitätsgattung ist das sogenannte Rapskernöl. Es wird aus geschälter Saat kalt gepresst und ist völlig naturrein, weil keine unerwünschten Stoffe aus der Schale ins Öl gelangen. Dadurch schmeckt es besonders mild und besitzt zudem einen natürlichen Oxidationsschutz, weshalb es auch hoch erhitzt werden kann. Aufgrund der aufwendigen Herstellung ist es allerdings teurer als herkömmliches kalt gepresstes Rapsöl. Auch Rapsöl sollten Sie kühl und dunkel lagern. Geöffnet ist raffiniertes Öl einige Monate haltbar, natives Öl sollte innerhalb weniger Wochen verbraucht werden.

OLIVEN

Der Olivenbaum ist DIE Kulturpflanze des Mittelmeerraumes und seine Frucht dort als gesundes Nahrungsmittel geschätzt. Olivenöl wird flüssiges Gold genannt.
Die Menschen in den Mittelmeerländern haben ein fünffach niedrigeres Herzinfarktrisiko als Nordeuropäer und erkranken auch seltener an Krebs. Ein Grund dafür ist ihre Ernährung mit viel Olivenöl, die als Mittelmeerküche auch hierzulande bekannt ist.

Gut für Herz und Kreislauf

Oliven sind reich an Ölsäure, diese einfach ungesättigte Fettsäure ist leicht verdaulich, gleicht die Blutfettwerte aus und schützt das Herz. Außerdem stecken in Oliven sekundäre Pflanzenstoffe und viel Vitamin E. Grüne Oliven enthalten mehr Mineralstoffe, aber weniger Kalorien als schwarze und schmecken eher bitter. Reife, schwarze Oliven sind milder und haben auch mehr wertvolle Fettsäuren.
Wie die Früchte bietet auch Olivenöl mit bis zu 83 Prozent reichlich einfach ungesättigte Ölsäure. Ölsäure ist sehr stabil und oxidiert nicht so leicht in unserem Blut. Sie hebt den Blutzuckerspiegel nicht an – weshalb wir länger satt bleiben – und sie wirkt antimikrobiell, gefäßerweiternd und soll Krebs vorbeugen. Auch Vitamin E und sekundäre Pflanzenstoffe haben eine stark antioxidative, entzündungshemmende Wirkung. Darüber hinaus kann Olivenöl das Risiko für Diabetes senken, die Darmflora schützen und das Gehirn fit halten.

WIE SIE OLIVEN VERWENDEN

Oliven sind unglaublich vielseitig – als gesunder Snack zwischendurch oder zum Aperitif, sie passen in Salate, auf Brote, Pizza oder in Pasta und Schmorgerichte. Lose können Sie Oliven in vielen Gemüseläden, auf dem Markt oder im Feinkosthandel bekommen. Oliven in Glas oder Dose sind meist in Salzlake eingelegt. Vorsicht bei schwarzen Oliven, schauen Sie aufs Etikett: Ist Eisengluconat als Zutat aufgeführt, wurden grüne Oliven damit schwarz eingefärbt.

OLIVENÖL

Olivenöl eignet sich perfekt für die gesunde mediterrane Küche. Es gibt sogar Süßspeisen, die damit zubereitet werden, zum Beispiel der Mandelkuchen von **Seite 98**.
Mit Olivenöl können Sie auch dünsten oder braten, doch erhitzen Sie es nicht zu stark: Ab 180 Grad Celsius werden die Inhaltsstoffe geschädigt. Hochwertiges Olivenöl ist nach dem Öffnen kühl und dunkel gelagert mehrere Monate haltbar. Probieren Sie aus, welches Olivenöl Ihnen geschmacklich am meisten zusagt: Laut EU-Vorgaben sollte »mildes« Olivenöl fein und weich sein, »mittleres« leicht scharfe Pfeffer- oder Tomatennoten haben und »intensives« etwas bitter nach frischen Oliven schmecken. Kaufen Sie »natives Olivenöl extra« am besten in Bioqualität. Zu preiswerte Olivenöle weisen trotz hoher Qualitätsbezeichnung laut Stiftung Warentest oft Geschmacks- und Qualitätsfehler auf.

WIE SIE GUTES OLIVENÖL ERKENNEN

»Nativ«, »nativ extra«, »extra vergine« – die Auswahl an Olivenöl kann ganz schön verwirren. Die folgenden Infos und Tipps verschaffen Ihnen den Durchblick.

Bei Olivenöl gibt es verschiedene Qualitäten, die für ganz Europa einheitlich in acht Kategorien eingeteilt werden.

NATIVES OLIVENÖL EXTRA

wird direkt aus Oliven erster Güteklasse durch mechanisches Verfahren in einer modernen Ölmühle gewonnen. Es darf maximal 0,8 Prozent freie Fettsäuren enthalten. Diese Kategorie heißt auf Italienisch »extra vergine« und ist auch bei uns im Handel.

NATIVES OLIVENÖL

wird aus Oliven gewonnen, die nicht ganz frisch gepflückt oder leicht beschädigt sind, oder aber, es wird in einer altmodischen Ölmühle hergestellt. Dieses Öl darf bis zu 2 Prozent freie Fettsäuren enthalten und ist ebenfalls auch hierzulande erhältlich.

LAMPANTÖL

ist ein natives Olivenöl, das nicht zum Verzehr geeignet ist, da zum Beispiel der Höchstgehalt für freie Fettsäuren überschritten wurde. Es riecht oft recht unangenehm und wird häufig direkt zu raffiniertem Olivenöl weiterverarbeitet.

RAFFINIERTES OLIVENÖL

hat alle Stufen der Raffination durchlaufen. Es hat keinen typischen Geschmack und Geruch mehr nach Olivenöl.

OLIVENÖL

ist eine Mischung aus raffiniertem Olivenöl und nativem Olivenöl. Ein bestimmtes Mischungsverhältnis ist nicht vorgeschrieben. Theoretisch kann ein Öl dieser Kategorie aus 99 Prozent raffiniertem und nur 1 Prozent nativem Olivenöl bestehen. Grund für diese Mischungen: Das Aroma von neutral schmeckendem raffiniertem Öl soll durch die Beimischung von etwas nativem Olivenöl verbessert werden. Das Öl bleibt aber dennoch arm an gesunden Inhaltsstoffen.

ROHES OLIVENTRESTERÖL

wird aus den Pressrückständen (Trester) von Oliven hergestellt. Es ist nicht zum Verzehr geeignet.

RAFFINIERTES OLIVENTRESTERÖL

ist ebenfalls nicht zum Verzehr freigegeben. Es entsteht aus der Raffination von rohem Oliventresteröl.

OLIVENTRESTERÖL

ist raffiniertes Oliventresteröl, dem natives Öl beigemischt wird. Das Mischungsverhältnis ist nicht vorgeschrieben. Laut EU-Gesetz ist es zum Verzehr geeignet, in der Gastronomie wird es auch verwendet. Doch es ist alles andere als gesund, denn es handelt sich um ein Öl, das mindestens zweimal raffiniert wurde und in dem immer wieder Lösungsmittelreste nachgewiesen werden.

DAS GEHÖRT AUFS ETIKETT

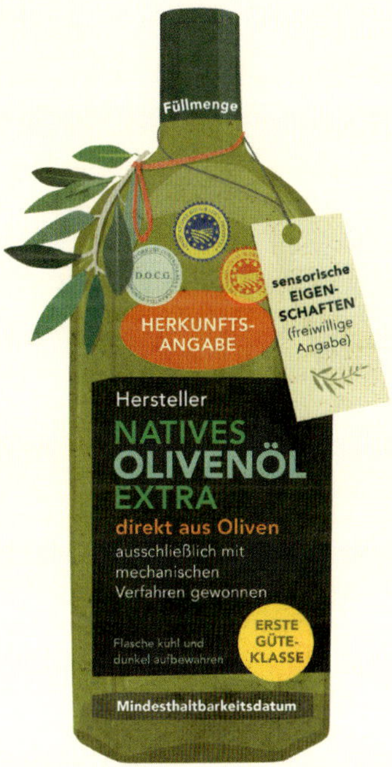

Füllmenge
D.O.C.G.
HERKUNFTS-
ANGABE
sensorische
EIGEN-
SCHAFTEN
(freiwillige
Angabe)
Hersteller
NATIVES
OLIVENÖL
EXTRA
direkt aus Oliven
ausschließlich mit
mechanischen
Verfahren gewonnen
Flasche kühl und
dunkel aufbewahren
ERSTE
GÜTE-
KLASSE
Mindesthaltbarkeitsdatum

Olivenöl: Die standardisierte Etikettierung gibt wichtige Infos zu Qualität, Gebrauch und Geschmack.

TIPPS FÜR DEN KAUF VON OLIVENÖL

Die EU-Kategorien sind ein guter Anhaltspunkt für die Qualität von Olivenöl, sie sind jedoch teilweise ungenau formuliert und lassen viel Raum, auch minderwertige Öle als vermeintlich hochwertige auf den Markt zu bringen. Beachten Sie deshalb beim Einkauf:

- Hochwertiges Öl hat seinen Preis. Zur Orientierung: Ein Öl »extra vergine« (0,5 l) für die kalte Küche kostet mindestens 10 Euro.
- Studieren Sie das Etikett: Neben Pflichtangaben wie Herkunft und Güteklasse können Angaben zur Olivensorte oder den Säurewerten hilfreich für die Kaufentscheidung sein. Auch Gütesiegel sind ein Hinweis auf gute Qualität.
- Probieren Sie verschiedene Öle. Ein gutes Olivenöl riecht frisch und grasig und kann im ersten Moment etwas scharf schmecken.
- Gießen Sie einen Schluck Olivenöl in einen Cognacschwenker. Decken Sie das Glas zu und erwärmen Sie es kurz mit der Hand. Entfernen Sie dann den Deckel. Steigt Ihnen ein intensiver fruchtiger Duft in die Nase, ist es ein gutes Öl. Riecht es kaum, ist es eher ein minderwertiges Öl.

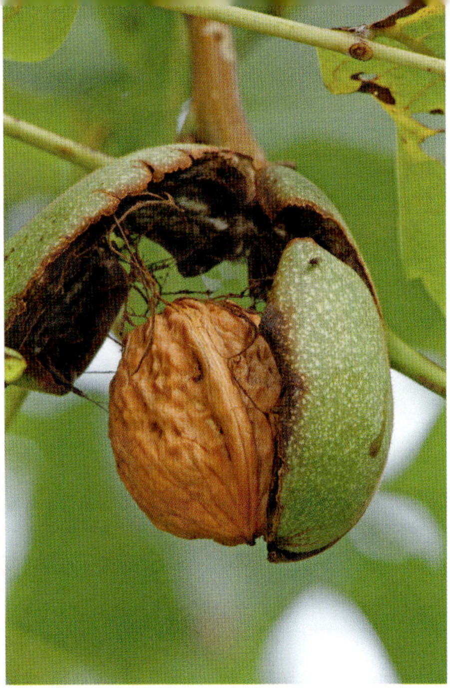

Kraftpaket aus dem eigenen Garten: B-Vitamine machen die Walnuss zu einem prima Nervenfutter.

WALNÜSSE

Sie gilt als die Königin der Nüsse: Die Walnuss wächst an einem imposanten Baum, der schon im alten Rom eine religiöse Kultpflanze war. Der botanische Name *Juglans Regia* bedeutet königliche Frucht des Jupiter. Ursprünglich stammt der Walnussbaum aus Mittelasien, inzwischen ist er auch in Mitteleuropa verbreitet. Angebaut werden Walnüsse heute vor allem in Kalifornien und China.

Gut für Herz und Hirn

Keine andere Nuss enthält so viele Antioxidantien und Omega-3-Fettsäuren wie die Walnuss. Zwar besteht sie bis zu 60 Prozent aus Fett, doch weil der größte Teil davon wertvolle essenzielle Fettsäuren sind, setzt sich das Fett nicht auf die Hüften, sondern tut Gutes: Die Fettsäuren schützen das Herz, regulieren die Blutfettwerte – also den Cholesterinspiegel – und den Blutdruck. Sie unterstützen generell die Blutgefäße, weshalb Walnüsse auch Supernahrung fürs Gehirn sind. Ein schlagkräftiger Antioxidantienmix aus Vitamin E, B-Vitaminen, Selen und vielen weiteren Vitalstoffen bekämpft zudem wirksam freie Radikale. Außerdem steckt in Walnüssen eine große Menge Ellagsäure, eine weitere Geheimwaffe gegen Bakterien und Viren. Weil unser Darm Ellagsäure aber nur in geringen Mengen aufnehmen kann, isst man am besten über den Tag verteilt ein bis zwei Nüsse und nicht die Tagesration – eine kleine Handvoll – auf einmal.

WIE SIE WALNÜSSE VERWENDEN

Kaufen Sie Walnüsse so frisch wie möglich und am besten in der Schale. Dann kühl aufbewahren und zügig verbrauchen. Bis zu einem Monat halten sich die ungeschälten Nüsse im Kühlschrank, im Tiefkühlfach können sie länger lagern. Fertig gehackte oder gemahlene Walnüsse werden schnell ranzig. Die nahrhaften Nüsse peppen Müslis, Desserts, Eis oder Obstsalate auf. In würzige Salate oder ins Pesto passen sie ebenfalls prima. Auch im Brot- und im Kuchenteig schmecken Walnüsse. Probieren Sie doch einmal das Petersilien-Walnuss-Pesto von **Seite 74** oder die Walnuss-Cookies von **Seite 100** aus. Leicht geröstet und karamellisiert sind Walnüsse besonders delikat. Allerdings gehen beim Erhitzen einige der wertvollen Inhaltsstoffe verloren.

WALNUSSÖL

Das aromatische Walnussöl wird von Kennern hoch geschätzt. Es schmeckt intensiv nussig und gleichzeitig fruchtig, würzig und leicht nach Röstaromen. Wie die Nüsse selbst weist auch das Öl einen hohen Anteil an Omega-3-Fettsäuren auf, noch dazu in einem sehr günstigen Verhältnis zu den ebenfalls enthaltenen Omega-6-Fettsäuren.
Für Walnussöl werden Walnusskerne ohne Schale gepresst, vor der Ölgewinnung müssen die Kerne einige Monate lagern. Manchmal werden die Kerne vor dem Pressen noch geröstet, auch um das Aroma zu intensivieren. Beim Kauf sollten Sie aber besser auf native Qualität achten. Wegen seines hohen Gehalts an mehrfach ungesättigten Fettsäuren sollten Sie Walnussöl nicht erhitzen.
Das Öl eignet sich prima für Gemüse, Suppen, Obstsalate oder Desserts und es passt auch hervorragend zu Quark und Käse. Wunderbar schmeckt es zum Beispiel in der Brokkolisuppe von **Seite 79** oder der Auberginencreme von **Seite 75**. Probieren Sie es aus!
Verwenden Sie Walnussöl sparsam – es gehört zu den aromatischsten Speiseölen überhaupt. Wenn das Aroma weniger dominant sein soll, zum Beispiel für ein Salatdressing, können Sie es mit einem neutralen Öl wie Rapsöl mischen. Bewahren Sie Walnussöl im Kühlschrank auf, geöffnet ist es dann einige Wochen haltbar.

FETT ODER ÖL?

Bei der Unterscheidung zwischen Fett und Öl geht es um die Konsistenz. Fett ist ein fester oder halbfester Stoff, den man verstreichen oder sogar schneiden kann. Öl dagegen ist flüssig. In der Chemie gibt es dafür eine einfache Regel: Ist ein fetter Stoff bei 20 Grad Celsius fest, fällt er in die Kategorie Fett, ist er bei dieser Temperatur flüssig, handelt es sich um ein Öl. Es gibt aber Ausnahmen: Einige Fette, die bei einer Zimmertemperatur von 22 Grad Celsius fest sind, bestehen aus einer Mischung fester und flüssiger Anteile. In Kakaobutter zum Beispiel stecken rund 20 Prozent flüssige Anteile. Umgekehrt werden Kokosöl und Palmöl als Öle bezeichnet, obwohl sie bei uns als feste Produkte verkauft werden. Grund: In ihren tropischen Heimatländern sind Kokos- und Palmöl wegen der dort herrschenden höheren Temperaturen flüssig. Neben Speiseölen, die aus Ölsaaten oder Früchten gewonnen werden, gibt es auch ätherische Öle. Diese bestehen aus vielen verschiedenen Stoffen. Der wichtigste Unterschied zu fetten Ölen ist, dass ätherische Öle kein Fett enthalten.

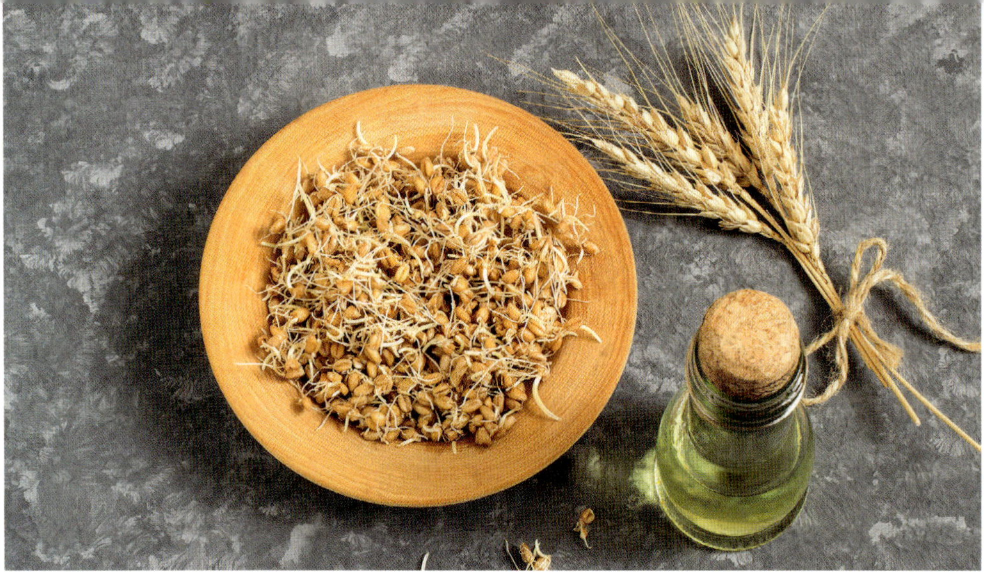

Aus dem Keim des Weizenkorns: Zur Herstellung von einem Liter Keimöl wird über eine Tonne Weizen benötigt.

WEIZENKEIMÖL

Weizen zählt zu den ältesten Kulturpflanzen der Welt. Nach Mais und Reis ist es das weltweit am häufigsten angebaute Getreide. Das orangegelbe Weizenkeimöl ist ein Nebenprodukt bei der Herstellung von Mehl. Dennoch gehört es zu den teureren Speiseölen, denn es wird aufwendig durch Kaltpressung aus den einzelnen Samenkeimen des Weizens gewonnen. Für einen Liter Öl wird mehr als eine Tonne Weizen benötigt.

Vitamin E für die Haut

Das Verhältnis von Omega-6-Fettsäuren zu Omega-3-Fettsäuren ist zwar mit etwa 8:1 nicht optimal, doch dafür hat natives Weizenkeimöl von allen Speiseölen den höchsten Gehalt an Vitamin E, das stark antioxidativ wirkt, insbesondere auf die Haut. Deshalb wird Weizenkeimöl auch für kosmetische Zwecke eingesetzt. Ein Tipp für schwangere Frauen ist, den Bauch regelmäßig mit Weizenkeimöl einzureiben, um Dehnungsstreifen vorzubeugen.

WIE SIE WEIZENKEIMÖL VERWENDEN

Das nussige Öl mit deutlichem Getreidearoma passt gut in Salate, Dips, Rohkost oder Smoothies. Sie sollten es auf keinen Fall erhitzen, aber auf fertigen Pasta- oder anderen Getreidegerichten kann etwas Weizenkeimöl das Aroma verstärken. Kaufen Sie unbedingt reines, kalt gepresstes Öl in bester Bioqualität. Helles, geruchloses Öl ist meist raffiniert und hat keine wertvollen Inhaltsstoffe mehr. Bewahren Sie das lichtempfindliche Öl an einem dunklen, kühlen Ort auf. Ungeöffnet hält es sich ein Jahr, geöffnet etwa acht Wochen.

VORSICHT! VIELE OMEGA-6-FETTSÄUREN

Manche Pflanzenöle, die lange als gesund galten, sollten Sie wegen ihres hohen Anteils an Omega-6-Fettsäuren lieber meiden.

Ein hochwertiges Pflanzenöl ist nicht per se ein empfehlenswertes Nahrungsmittel. Einige Öle galten lange als besonders gesund und tatsächlich bieten sie unter anderem hochwertige Vitamine und sekundäre Pflanzenstoffe. Doch sie enthalten auch viele Omega-6-Fettsäuren, die in unserer Ernährung generell zu häufig enthalten sind.

SONNENBLUMENÖL

Raffiniertes Sonnenblumenöl ist geschmacksneutral und verträgt schwache Hitze. Für natives Sonnenblumenöl werden die Kerne vor dem Pressen geschält. Es schmeckt nussigkernig und eignet sich für die kalte Küche. Das Verhältnis von Omega-6-Fetten zu Omega-3-Fetten ist mit 120:1 sehr ungünstig. Öle aus neu gezüchteten Sorten, sogenannte High-Oleic-Sonnenblumen, sind ernährungsphysiologisch empfehlenswerter.

MAISKEIMÖL

Hauptproduzent dieses Öls sind die USA. Es wird aus den Keimen von Maiskörnern hergestellt und enthält viele ungesättigte Fettsäuren, allerdings in einem Verhältnis der Omega-6- zu den Omega-3-Fettsäuren von 55:1.

DISTELÖL

Auch das Öl aus der Färberdistel, einer alten Kulturpflanze aus der Familie der Korbblütler, galt noch vor wenigen Jahrzehnten als sehr empfehlenswert, denn es enthält gut 90 Prozent ungesättigte Fettsäuren. Heute kennt man aber das schlechte Omega-6-Omega-3-Verhältnis von 160:1 und rät von häufigem Verzehr ab.

TRAUBENKERNÖL

Dieses Öl ist ein Nebenprodukt der Wein- und Mostherstellung. Kalt gepresstes Traubenkernöl ist bei Feinschmeckern wegen seines fruchtig-süßen Aromas beliebt. Es steckt voller Vitamin E und antioxidativ wirkender Phenole, hat aber auch ein sehr ungünstiges Fetteverhältnis von 100:1.

KÜRBISKERNÖL

Auch das Öl aus gerösteten Kürbiskernen gilt als Gourmetöl. Mit seinem stark nussigen Aroma wertet es viele Gerichte auf. Die beste Qualität kommt aus der Steiermark. Nur kalt verwenden und in geringer Menge. Es enthält Omega-6- zu Omega-3-Fettsäuren im Verhältnis 110:1.

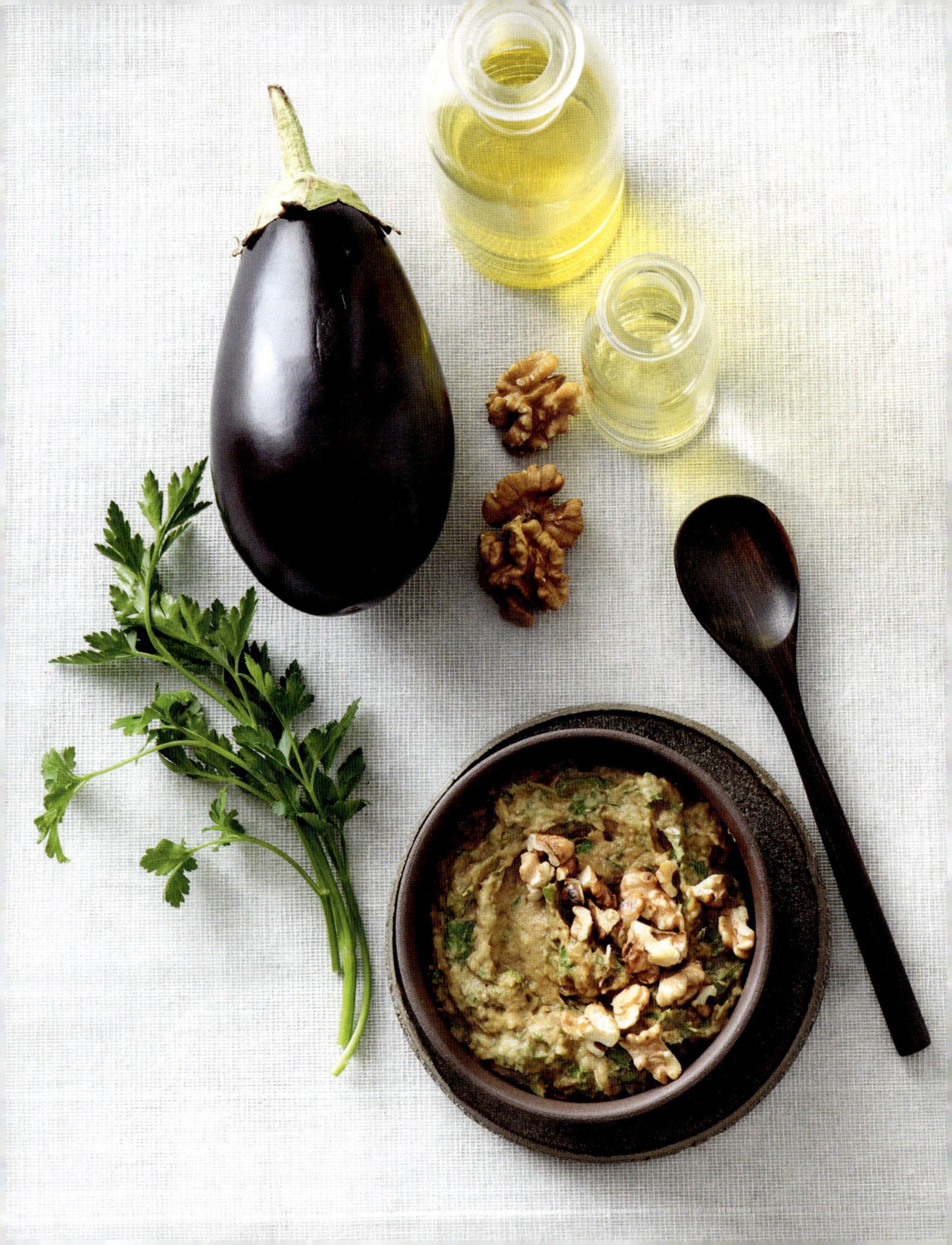

FETTE REZEPTE

Jetzt wissen Sie eine Menge über die Vorteile gesunder Fette, also auf in die Küche! Probieren Sie vom Frühstück bis zum Dessert die köstlichen Gerichte dieses Kapitels aus und experimentieren Sie mit Ihren Lieblingsölen, -kernen und -samen.

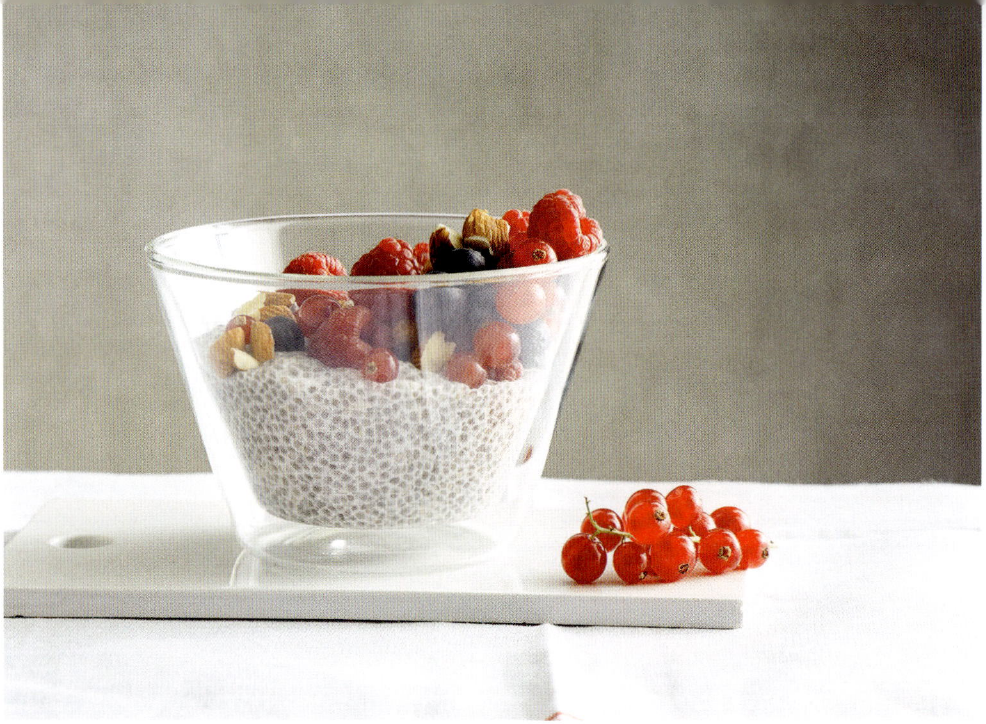

FRÜHSTÜCK – PERFEKTER START MIT GESUNDEN FETTEN

Wenn Sie sie gleich morgens zu sich nehmen, können gesunde Fette für den ganzen Tag die richtigen Weichen in Ihrem Stoffwechsel stellen und Ihnen viele Stunden die nötige Energie für Körper und Geist liefern.
Ganz gleich, ob Sie das Frühstück mangels Zeit oder Hunger am liebsten ausfallen lassen oder Ihnen die erste Mahlzeit des Tages nicht üppig genug sein kann, ob Sie den Tag lieber süß oder herzhaft beginnen – bei einem Frühstück mit Schwerpunkt auf gesunden Fetten ist für jeden etwas dabei. Ob ein schneller Bulletproof Coffee oder ein Smoothie für die Eiligen, süßer Porridge oder Muffins für die Süßmäuler oder deftige Eierspeisen für die Genießer von Herzhaftem: Alle Frühstücksideen versorgen Sie mit wichtigen Nährstoffen und viel Kraft für den Tag.

SPICY BULLETPROOF COFFEE LATTE

VEGAN

200 ml ungesüßter Mandeldrink • 250 ml frisch gebrühter Kaffee • ½ TL Zimtpulver • ½ TL gemahlener Kardamom • 1 Prise frisch geriebene Muskatnuss • 1 EL MCT-Öl ***(siehe Seite 43)*** *• 2 EL Kokosöl*

Für 2 Personen • 10 Min. Zubereitung
Pro Portion ca. 150 kcal, 1 g E, 15 g F, 1 g KH

1. Den Mandeldrink erhitzen. Dann mit dem Kaffee in einen Mixer geben.
2. Zimt, Kardamom und Muskat hinzufügen und alles kurz mixen. MCT- und Kokosöl dazugeben und alles schaumig mixen.
3. Den Bulletproof Coffee Latte auf zwei Becher verteilen und heiß trinken.

CHIA-PUDDING MIT MANDELN UND BEEREN

VEGAN

1 Bio-Zitrone • 3 EL Chia-Samen • 300 ml ungesüßter Mandeldrink • 1 EL Ahornsirup (ersatzweise Honig) • 1 EL Mandeln • 200 g gemischte Beeren (frisch oder TK)

Für 2 Personen • 10 Min. Zubereitung • 1 Std. Quellen
Pro Portion ca. 195 kcal, 7 g E, 11 g F, 10 g KH

1. Die Zitrone heiß abwaschen, abtrocknen und die Schale abreiben. Die Chia-Samen mit dem Mandeldrink, dem Ahornsirup und der Zitronenschale in einer Schüssel gut verrühren und mind. 1 Std. quellen lassen, am besten über Nacht im Kühlschrank.
2. Die Mandeln grob hacken. TK-Beeren auftauen lassen, frische Beeren verlesen.
3. Den Chiapudding mit Mandeln und Beeren bestreuen und servieren.

(siehe Foto Seite 60)

HIMBEER-CHIA-MARMELADE

VEGAN

200 g Himbeeren (frisch oder TK) • 1 EL Ahornsirup (ersatzweise Honig) • 2 EL Chia-Samen

Für 1 Glas à 250 ml • 5 Min. Zubereitung • 1 Std. Quellen
Pro Portion (30 g) ca. 25 kcal, 1 g E, 1 g F, 2 g KH

1. Frische Beeren verlesen, TK-Beeren antauen lassen. Mit Ahornsirup süßen und die Chia-Samen gründlich unterrühren.
2. Die Marmelade in ein heiß ausgespültes, sauberes Schraubdeckelglas füllen und sofort verschließen. Nach ca. 1 Std. Quellzeit hat sie die richtige Konsistenz. Im Kühlschrank hält sich die Marmelade bis zu einer Woche.

VARIANTE

Wenn Sie einmal keine Himbeeren verwenden möchten, können Sie diese Marmelade zur Abwechslung auch mit Brombeeren, Heidelbeeren oder Erdbeeren zubereiten.

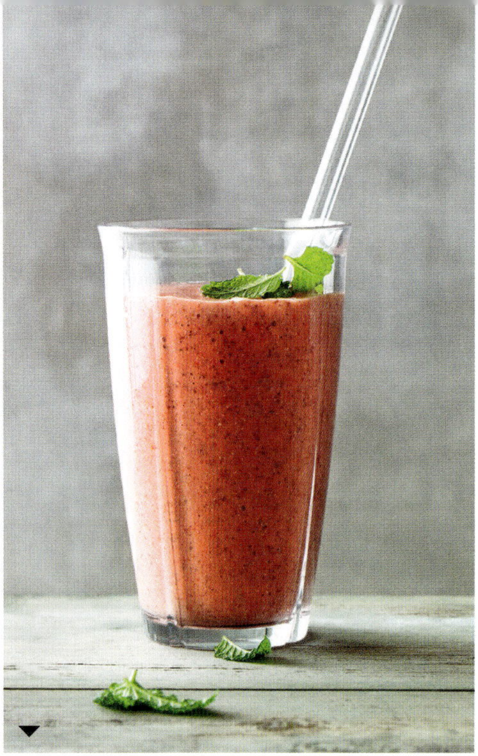

ERDBEER-CHIA-SMOOTHIE

VEGAN

2 EL Chia-Samen • 400 ml ungesüßter Mandeldrink • 500 g Erdbeeren • einige Minzblättchen

Für 2 Personen • 10 Min. Zubereitung • 1 Std. Quellen
Pro Portion ca. 160 kcal, 5 g E, 6 g F, 14 g KH

1. Die Chia-Samen mit dem Mandeldrink gründlich verrühren und ca. 1 Std. quellen lassen.
2. Erdbeeren waschen, putzen und halbieren. Mit den gequollenen Chia-Samen in einen Mixer geben.
3. Die Minze abbrausen und trocken schütteln. Einige Minzblättchen für die Deko beiseitelegen, die restlichen zu den Samen und Beeren in den Mixer geben.
4. Alles fein pürieren, eventuell zusätzlich etwas Wasser oder Mandeldrink untermixen.
5. Den Smoothie auf zwei Gläser verteilen und mit Minzblättchen garniert servieren.

WHITE SMOOTHIE MIT BANANE

VEGAN

2 Bananen • 1 Zitrone • 2 EL geschälte Hanfsamen • 3 EL Kokosöl • 1 EL Cashewmus

Für 2 Personen • 5 Min. Zubereitung
Pro Portion ca. 350 kcal, 5 g E, 23 g F, 24 g KH

1. Die Bananen schälen und grob in Stücke schneiden. Die Zitrone halbieren und den Saft auspressen.
2. Die Bananenstücke und den Zitronensaft mit 400 ml Wasser und allen anderen Zutaten in einen Mixer geben und so lange pürieren, bis sich eine cremige Masse bildet. Bei Bedarf noch etwas Wasser zugeben.
3. Den Smoothie in zwei Gläser füllen und servieren. Am besten schmeckt er gekühlt.

VARIANTE

Statt Cashewmus können Sie auch Mandel- oder Erdnussmus verwenden. Beachten Sie gegebenenfalls, dass sich dann aber die Nährwerte geringfügig ändern.

AVOCADO-ANANAS-SMOOTHIE

VEGAN

1 Avocado • ¼ Ananas • 1 Limette • 2 Orangen • 4 Stängel Basilikum • Eiswürfel

Für 2 Personen • 10 Min. Zubereitung
Pro Portion ca. 235 kcal, 2 g E, 11 g F, 27 g KH

1. Die Avocado halbieren und entkernen. Das Fruchtfleisch herauslöffeln und in einen Mixer geben. Die Ananas schälen, den Strunk entfernen und das Fruchtfleisch grob würfeln. Ca. 200 g davon ebenfalls in den Mixer geben.
2. Die Limette und die Orangen halbieren und den Saft auspressen. Beide Säfte in den Mixer geben.
3. Basilikum waschen, trocken schütteln und die Blätter abzupfen. Einige schöne Blättchen für die Deko beiseitelegen, die restlichen in den Mixer geben.
4. Alle Zutaten cremig rühren, eventuell etwas kaltes Wasser zufügen, um die gewünschte Konsistenz zu erreichen.
5. Smoothie auf zwei Gläser verteilen, nach Belieben Eiswürfel zugeben. Mit Basilikum garnieren und sofort servieren.

VARIANTE

Dieser Smoothie schmeckt auch hervorragend mit Mango statt Ananas.

SPICY GREEN SMOOTHIE

VEGAN

1 Apfel • ½ Salatgurke • 100 g junger Spinat • 2 TL Chlorellapulver (ersatzweise Spirulinapulver) • 1 EL Algenöl • Chilipulver • gemahlener Kreuzkümmel • Salz

Für 2 Personen • 10 Min. Zubereitung
Pro Portion ca. 130 kcal, 3 g E, 5 g F, 15 g KH

1. Den Apfel waschen, vierteln und das Gehäuse entfernen. Die Gurke schälen und in grobe Stücke schneiden. Den Spinat verlesen, waschen und trocken schütteln.
2. Alle Zutaten bis auf die Gewürze mit 200 ml kaltem Wasser in einen Mixer geben und auf höchster Stufe pürieren.
3. Den Smoothie mit Chilipulver, Kreuzkümmel und Salz abschmecken und noch einmal kurz mixen. Eventuell noch etwas kaltes Wasser zufügen.

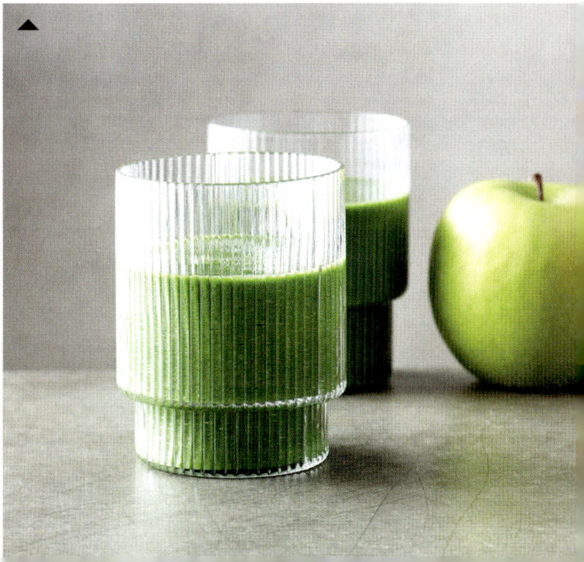

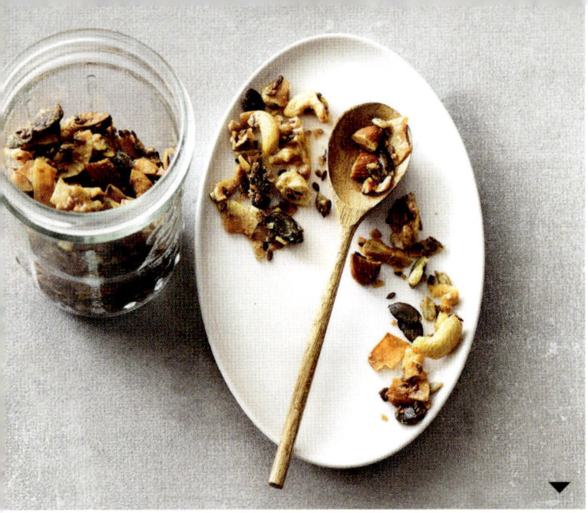

4. Das Granola im Ofen auf der mittleren Schiene ca. 20 Min. backen, zwischendurch einmal umrühren.
5. Granola aus dem Ofen nehmen und die Hanfsamen untermischen.

NUSS-GRANOLA

VEGAN

80 g Walnusskerne • 80 g Mandeln • 80 g Cashewkerne • 50 g Kokosspäne • 50 g Leinsamen • 50 g Sonnenblumenkerne • 50 g Kürbiskerne • 50 g Kokosöl • ½ TL Zimtpulver • Salz • 100 g Ahornsirup • 30 g geschälte Hanfsamen

Für 15 Portionen • 10 Min Zubereitung • 20 Min. Backen
Pro Portion ca. 235 kcal, 6 g E, 19 g F, 8 g KH

1. Den Backofen auf 150° (Umluft) vorheizen. Walnüsse, Mandeln und Cashews grob hacken und mit Kokosspänen, Leinsamen, Sonnenblumenkernen und Kürbiskernen mischen.
2. Kokosöl in einem kleinen Topf schmelzen. Zimt, 1 Prise Salz und Sirup einrühren.
3. Das Öl auf die Nussmischung geben und gut vermengen. Ein Backblech mit Backpapier auslegen und die Mischung darauf verteilen.

MACADAMIA-SCHOKO-AUFSTRICH

VEGETARISCH

150 g ungesalzene Macadamianusskerne • Salz • 2 EL Kakaopulver • 50 ml Macadamiaöl • 2 EL Honig (ersatzweise Ahornsirup)

Für 1 Glas (250 g) • 10 Min. Zubereitung • 10 Min. Backen
Pro Portion (30 g) ca. 205 kcal, 2 g E, 20 g F, 2 g KH

1. Backofen auf 190° vorheizen. Die Macadamianüsse auf einem Blech im Ofen auf der mittleren Schiene ca. 10 Min. rösten. Aus dem Ofen nehmen und abkühlen lassen.
2. Die Nüsse grob hacken und mit 1 Prise Salz und allen anderen Zutaten in einem Hochleistungsmixer pürieren, bis eine weitgehend cremige Paste entstanden ist.
3. Den Aufstrich in ein sauberes, trockenes Schraubdeckelglas füllen. So hält er sich im Kühlschrank ca. 10 Tage.

GESALZENE MACADAMIAS

Wenn Sie keine ungesalzenen Macadamianüsse bekommen, können Sie auch gesalzene kaufen und diese kurz mit Wasser abspülen und gut trocken reiben.

KOKOSPORRIDGE MIT BANANE

VEGAN

1 EL Leinsamen • 150 g Kokosmilch • 100 ml ungesüßter Mandeldrink • Salz • ¼ TL gemahlene Vanille • ¼ TL Zimtpulver • 2 EL Kokosmehl • 1 EL gemahlene Mandeln • 2 EL Kokosspäne • 1 Banane • 3 TL Erythrit

Für 2 Personen • 15 Min. Zubereitung
Pro Portion ca. 345 kcal, 7 g E, 26 g F, 19 g KH

1. Leinsamen in einem Universalzerkleinerer oder einer kleinen Mühle frisch mahlen. Kokosmilch und Mandeldrink mit 1 Prise Salz, Vanille und Zimt in einem kleinen Topf kurz aufkochen lassen.
2. Langsam Kokosmehl, Mandeln und Leinsamen in die Milch rühren. Die Herdplatte ausschalten und den Porridge ziehen lassen, bis die Leinsamen gequollen sind.
3. Inzwischen die Kokosspäne in einer Pfanne ohne Fett goldgelb rösten, dabei öfter umrühren, damit sie nicht verbrennen. Banane schälen und in Scheiben schneiden.
4. Den Porridge kräftig umrühren und auf zwei Schalen verteilen. Mit Erythrit süßen und mit den Bananenscheiben und Kokosspänen bestreut servieren.

KETO-ALTERNATIVE

Wenn Sie die Banane weglassen, ist der Porridge auch für eine Keto-Diät geeignet. Geben Sie dann einfach ein paar Himbeeren dazu.

ERYTHRIT – SÜSSEN OHNE KALORIEN

Der Zuckerersatzstoff Erythrit besteht aus fermentiertem Traubenzucker, wie er in vielen Obstsorten vorkommt. Erythrit hat keine Auswirkungen auf den Blutzucker und enthält keine Kalorien und verwertbaren Kohlenhydrate. Als Süßstoff ist Erythrit für Diabetiker geeignet und für Menschen, die sich streng ketogen ernähren oder einfach Kalorien sparen wollen. Deshalb wird er auch ab und zu bei den süßen Rezepten in diesem Buch eingesetzt. Generell ist es natürlich besser, wenn Sie den Genuss von Süßem insgesamt reduzieren, dann verlieren Sie mit der Zeit auch mehr und mehr die Lust auf Süßes. Wissen sollten Sie, dass Erythrit kein ganz natürliches Produkt ist, denn er wird durch chemische Prozesse gewonnen. Doch gegen die Verwendung in Maßen ist nichts einzuwenden. Erythrit sieht aus wie herkömmlicher Zucker und kann wie er verwendet werden. Er schmeckt auch fast wie Zucker, besitzt aber nur etwa 70 Prozent der Süßkraft von Zucker. Zusätzlich hat Erythrit einen leicht kühlenden Effekt im Mund und wirkt – im Gegensatz zu Haushaltszucker – nicht kariesfördernd.

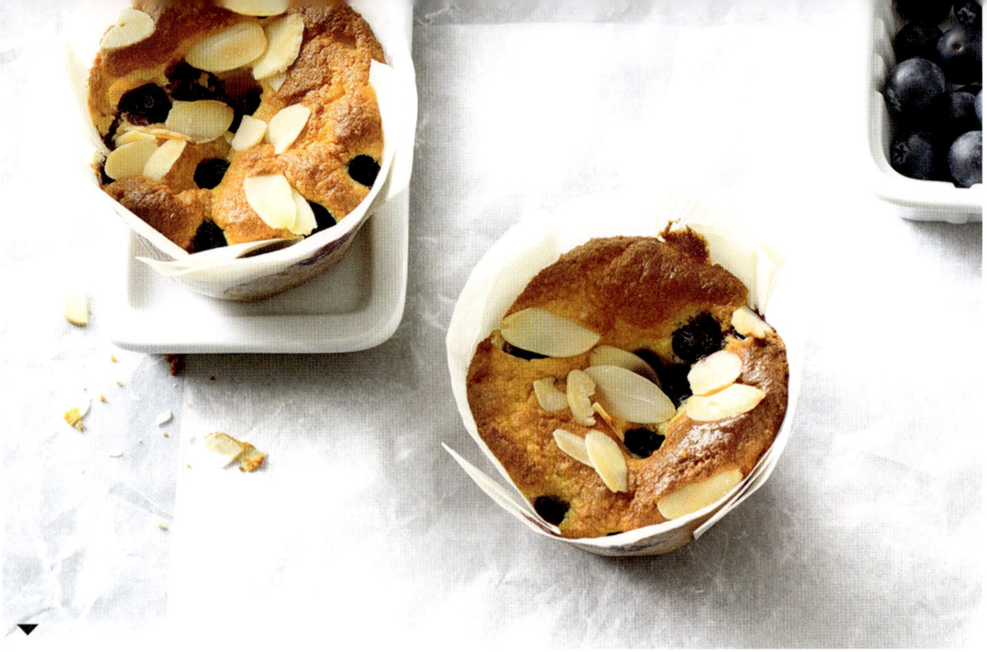

MANDELMUFFINS MIT HEIDELBEEREN

VEGETARISCH

3 Eier • Salz • 1 Bio-Zitrone • 150 g Kokosjoghurt • 2 EL Rapsöl • 60 g Erythrit • 200 g Mandelmehl • 1 EL Backpulver • 80 g Heidelbeeren (frisch oder TK) • 1 EL Mandelblättchen

Außerdem: 12 Papier-Muffinförmchen

Für 12 Muffins • 15 Min. Zubereitung • 20 Min. Backen
Pro Stück ca. 130 kcal, 10 g E, 7 g F, 8 g KH

1. Den Backofen auf 180° vorheizen. Die Eier trennen und die Eiweiße in einem Rührbecher mit 1 Prise Salz schaumig schlagen.
2. Die Zitrone heiß abwaschen, abtrocknen und die Schale abreiben. Zitrone halbieren und den Saft einer Hälfte auspressen.
3. Die Eigelbe mit dem Kokosjoghurt, 1 EL Zitronenschale, 2 TL Zitronensaft und dem Öl verrühren. Erythrit daruntermischen.
4. Das Mandelmehl mit dem Backpulver mischen und ebenfalls in den Teig rühren. Dann vorsichtig den Eischnee unterheben.
5. Auf ein Muffinblech 12 Papierförmchen verteilen. Den Teig in die Förmchen füllen und in jeden Muffin einige Heidelbeeren und Mandelblättchen drücken.
6. Die Muffins auf der mittleren Schiene im Ofen 15 Min. backen, dann die Garprobe mit einem Holzstäbchen machen. Eventuell weitere 5 Min. backen. Wenn kein Teig mehr am Holzstäbchen kleben bleibt, die Muffins aus dem Ofen nehmen und kurz ruhen lassen. Dann erst aus der Form lösen und bis zum Servieren auf einem Kuchengitter auskühlen lassen.

SPARGEL-SHAKSHUKA AUS DEM GLAS

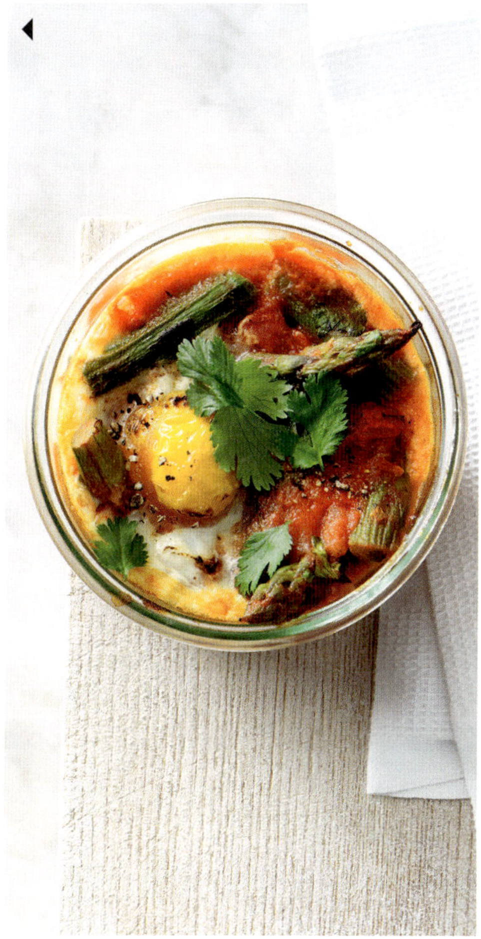

VEGETARISCH

200 g grüner Spargel • 1 kleine Zwiebel • 1 Knoblauchzehe • ½ Bund Koriander • ½ Zitrone • 1 TL Harissa (scharfe Würzpaste) • 1 Prise Kreuzkümmel • 2 EL Olivenöl • 200 g stückige Tomaten • Salz • 2 Eier (M)
Außerdem: 2 breite ofenfeste Einmachgläser mit ca. 400 ml Inhalt

Für 2 Personen • 25 Min. Zubereitung
Pro Portion ca. 195 kcal, 8 g E, 15 g F, 6 g KH

1. Spargel waschen, zähe Enden abschneiden, wenn nötig das untere Drittel schälen. Spargelstangen in 5 cm lange Stücke schneiden. Zwiebel und Knoblauch schälen und würfeln. Koriander waschen, trocken schütteln, klein zupfen und mit Stielen und falls vorhanden auch mit den Wurzeln klein hacken. Zitrone auspressen.
2. Spargel, Zwiebeln, Knoblauch, Harissa und Kreuzkümmel in einem sehr kleinen Topf mit dem Olivenöl kurz anbraten. 100 ml Wasser, Tomaten und 1 EL Zitronensaft zugeben, salzen und 15 Min. köcheln lassen. Backofen auf 200° vorheizen.
3. Spargel-Tomaten-Ragout und die Hälfte des Korianders mischen und in die Gläser verteilen. Jeweils eine Mulde in das Ragout drücken und ein Ei in jede Mulde gleiten lassen. Im Ofen 8–10 Min. garen. Mit Koriander bestreuen und servieren.

VARIANTE

Sie können das Shakshuka auch direkt auf dem Herd zubereiten. Dazu das Ragout in einem eher flachen Topf garen, zwei Mulden in das Ragout drücken, die Eier hineingleiten lassen und bei schwacher Hitze mit Deckel in etwa 5 Minuten fertig garen.

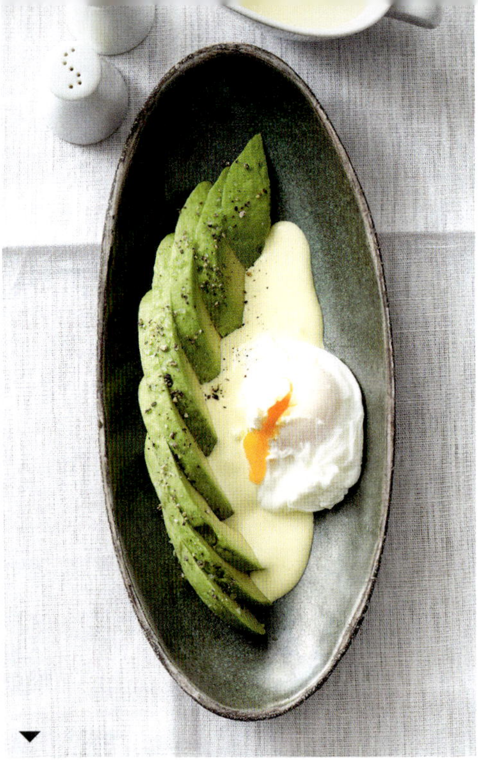

EGGS BENEDICT MIT AVOCADO

VEGETARISCH

1 EL Essig • Salz • 2 Eier • 1 Avocado • Pfeffer
Für die Sauce hollandaise: 1 Schalotte • ½ TL Pfeffer (frisch gemahlen) • 3 EL Weißweinessig • 2 Eier • 100 g Weidebutter • Salz • Cayennepfeffer

Für 2 Personen • 30 Min. Zubereitung
Pro Portion ca. 620 kcal, 10 g E, 60 g F, 4 g KH

1. Für die Sauce die Schalotte schälen und in dünne Scheiben schneiden. Mit Pfeffer, Essig und 70 ml Wasser in einen sehr kleinen Topf geben und um die Hälfte einkochen lassen, dann durch ein Sieb gießen.
2. Die Eier für die Sauce trennen. In einer Metallschüssel die Schalottenreduktion mit 2 EL Wasser und den Eigelben verquirlen. In einem für ein Wasserbad passenden Topf wenig Wasser aufkochen, die Schüssel auf das Wasserbad setzen und die Hollandaise mit einem Schneebesen dick und schaumig aufschlagen.
3. In einem anderen Topf die Butter zerlassen. Die Hollandaise vom Wasserbad nehmen und unter Rühren die Butter zugeben. Die Sauce mit Salz und Cayennepfeffer abschmecken.
4. Für die pochierten Eier etwa 2 l Wasser mit dem Essig in einem breiten Topf aufkochen lassen und kräftig salzen. Sobald das Wasser kocht, die Hitze so weit reduzieren, dass keine großen Blasen mehr aufsteigen. Die Eier in zwei Schälchen aufschlagen, ohne dabei die Eigelbe zu verletzen.
5. Das Kochwasser mit einem Kochlöffel in eine langsam kreisende Bewegung bringen. Nacheinander die Eier aus ihren Schälchen in das schwach siedende Wasser gleiten lassen und 3–4 Min. pochieren. Die Eier vorsichtig mit einer Schaumkelle aus dem Wasser heben und abtropfen lassen.
6. Die Avocado schälen, halbieren, den Kern entfernen und das Fruchtfleisch in feine Scheiben schneiden. Die Scheiben fächerartig auf zwei Tellern anordnen, salzen und pfeffern. Die pochierten Eier auf die Avocado legen und mit der Sauce hollandaise servieren.

KETO-BROT MIT LEINSAMEN

VEGETARISCH

60 g Mandelmehl • 40 g Kokosmehl • 30 g Leinsamen • 2 TL Backpulver • Salz • ½ TL gemahlener Kreuzkümmel • 5 Eier • 80 ml Rapsöl • 1 EL Apfelessig

Außerdem: 1 Kastenform (20 cm lang) • Fett für die Form

Für 15 Scheiben (1 Brot à 350 g) • 10 Min. Zubereitung • 40 Min. Backen
Pro Scheibe ca. 105 kcal, 5 g E, 8 g F, 2 g KH

1. Den Ofen auf 180° (Umluft) vorheizen. Mandel- und Kokosmehl mit Leinsamen, Backpulver, 1 Prise Salz und Kreuzkümmel in einer Schüssel mischen.
2. Die Eier, das Öl und den Essig zugeben und alles zu einem Teig kneten.
3. Die Form einfetten, den Teig hineingeben und glatt streichen. Im Ofen auf der mittleren Schiene ca. 40 Min. backen.
4. Das Brot aus dem Ofen nehmen, in der Form etwas ruhen lassen und dann vorsichtig auf ein Kuchengitter stürzen und auskühlen lassen.

VARIANTE

Dieses Rezept ist eine Alternative für alle, die sich ketogen ernähren (**siehe Seite 11**), aber nicht auf Brot verzichten wollen. Es eignet sich fürs Frühstück, als Beilage oder Sandwich. Probieren Sie es auch getoastet. Und spielen Sie mit den Gewürzen: Gut passen auch Brotgewürzpulver oder ganze Koriandersamen.

▲

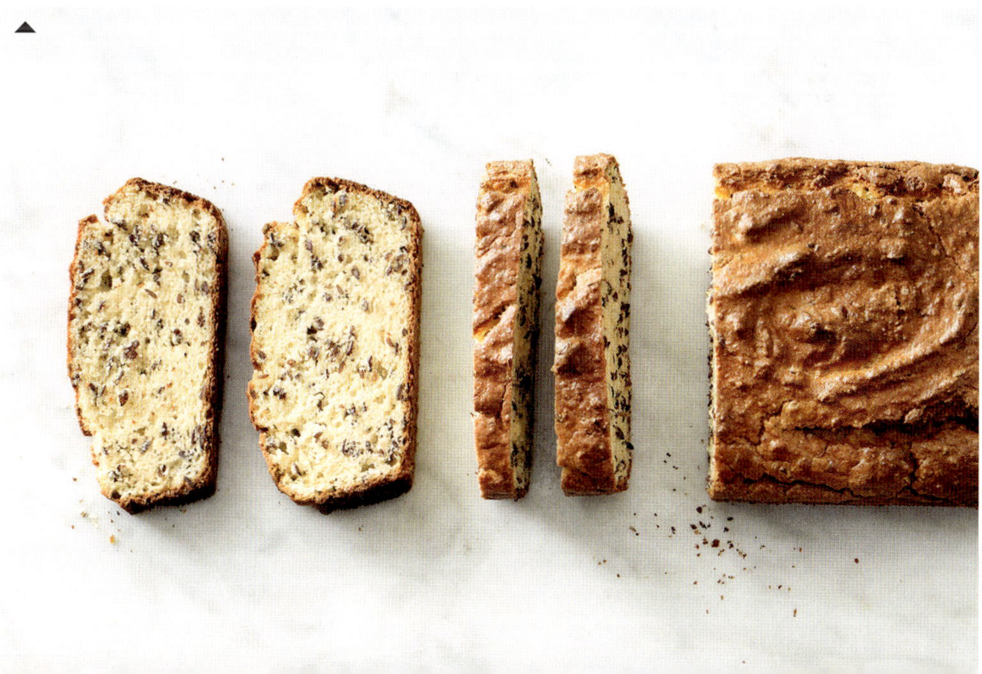

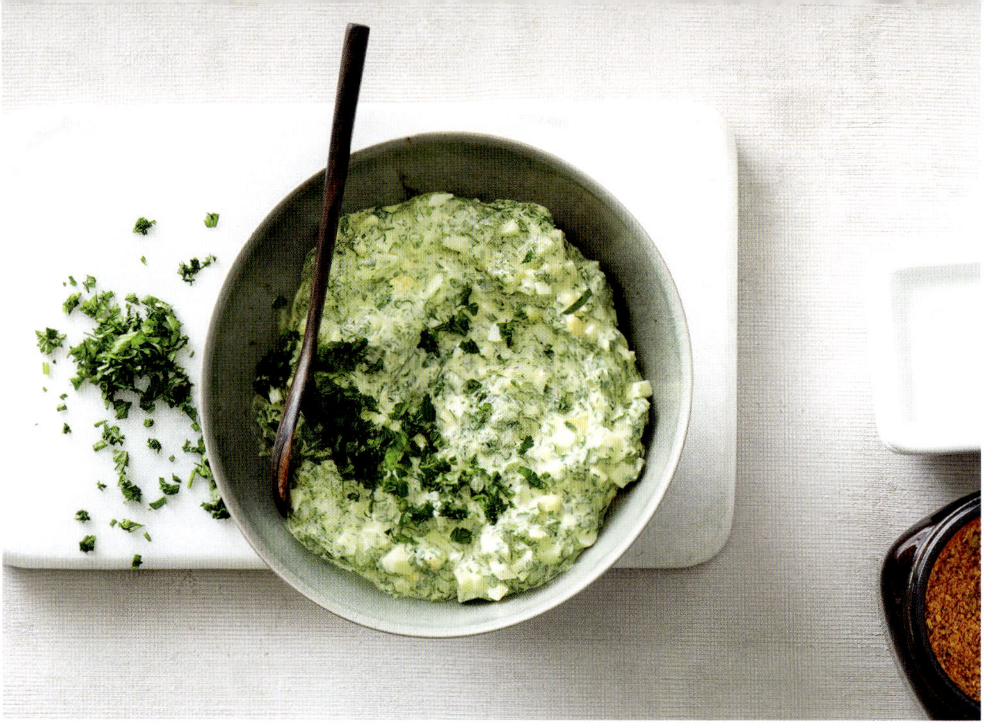

DIE ALLROUNDER – PESTOS, DIPS, CREMES & CRUNCH

In diesem Kapitel geht es um die Königsdisziplin beim Kochen mit hochwertigen nativen Pflanzenölen. Allen voran steht dabei Olivenöl, der Liebling der mediterranen Küche.
Auch Rapsöl ist sehr vielseitig. Das nördliche Pendant zum Küchenallrounder Olivenöl macht sich gut in vegetarischem Caesar-Dressing oder in veganer Mayonnaise. Das starke Eigenaroma von Leindotteröl oder Walnussöl wiederum wertet Frankfurter Sauce und Auberginencreme auf. In vielen Rezepten lassen sich die Öle aber auch austauschen – experimentieren Sie!
Wichtig ist nur: Achten Sie darauf, Öle mit vielen empfindlichen mehrfach ungesättigten Fettsäuren nicht zu erhitzen. In Kombination mit den Ölen spielen auch knackige Nüsse und Samen eine bedeutende Rolle.

KRÄUTERÖL

VEGAN

3 Zweige Rosmarin • 3 Zweige Thymian • 750 ml natives Olivenöl
Außerdem: 1 dunkle, saubere, trockene Flasche • 1 Trichter

Für 750 ml • 5 Min. Zubereitung • 2 Wochen Ziehen
Pro Portion (1 EL) ca. 90 kcal, 0 g E, 10 g F, 0 g KH

1. Die Kräuter waschen und gründlich trocken schütteln.
2. Die Flasche mithilfe des Trichters zu etwa einem Drittel mit Olivenöl füllen. Dann die Kräuter in die Flasche geben.
3. Die Flasche mit dem restlichen Olivenöl auffüllen, die Kräuter sollen vollständig mit Öl bedeckt sein. Das Öl an einem dunklen, kühlen Ort mind. 2 Wochen ziehen lassen.

INGWER-LIMETTEN-ÖL

VEGAN

3 Bio-Limetten • 1 Stück Bio-Ingwer (3 cm) • 750 ml Rapsöl
Außerdem: 1 dunkle, saubere, trockene Flasche

Für 750 ml • 5 Min. Zubereitung • 1 Tag Trocknen • 2 Wochen Ziehen
Pro Portion (1 EL) ca. 90 kcal, 0 g E, 10 g F, 0 g KH

1. Limetten und Ingwer heiß abwaschen und abtrocknen. Mit einem kleinen, scharfen Messer die Schale der Limetten in dünnen Streifen abschneiden. Den Ingwer in feine Scheiben schneiden. Alles auf einem Teller ausgebreitet 1 Tag trocknen lassen.
2. Das Öl auf etwa 50° erwärmen. Limettenschale und Ingwer in die Flasche geben und mit dem warmen Öl auffüllen. Das Öl an einem dunklen, kühlen Ort mind. 2 Wochen ziehen lassen.

HALTBARKEIT & VERWENDUNG

Dunkel und kühl gelagert halten sich beide Öle etwa sechs Monate. Sie passen hervorragend in Salate. Die Zutaten in der Flasche müssen immer mit Öl bedeckt sein, sonst könnten sie anfangen zu schimmeln.

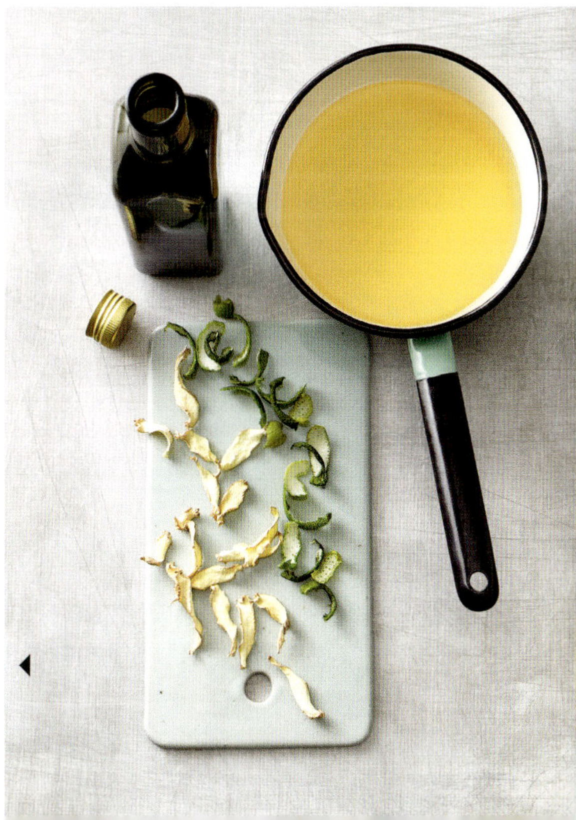

KOKOS-KRÄUTERBUTTER

VEGAN

1 Stück Ingwer (2 cm) • ½ Chilischote • ½ Limette • 1 Schalotte • 1 EL Sesamöl • 1 TL Currypulver • Salz • Pfeffer • ½ Bund Thaibasilikum (ersatzweise Koriandergrün) • 125 ml Kokosöl

Für 4 Personen • 10 Min. Zubereitung
Pro Portion ca. 310 kcal, 0 g E, 33 g F, 2 g KH

1. Ingwer schälen und reiben. Chili von den Kernen befreien, waschen und hacken. Limette heiß waschen, abtrocknen, die Schale abreiben und den Saft auspressen.
2. Schalotte schälen, klein würfeln und im Sesamöl farblos anschwitzen. Ingwer, Chili und Limettenschale zugeben und mit dem Limettensaft ablöschen. Currypulver unterrühren. Kräftig salzen und pfeffern.
3. Thaibasilikum waschen, trocken schütteln und hacken. Kokosöl mit einem Rührgerät cremig schlagen. Etwas Salz, Basilikum und die Schalottenmischung unterrühren, kalt stellen und wie Kräuterbutter verwenden.

MANDEL-MAYO

VEGAN

50 g helles Mandelmus • 2 EL Kichererbsensud (aus dem Glas) • 1 TL scharfer Senf • 1 EL Essig • Salz • 100 g Rapskernöl • Pfeffer (frisch gemahlen)

Für 4 Personen • 10 Min. Zubereitung
Pro Portion ca. 305 kcal, 2 g E, 31 g F, 2 g KH

1. Mandelmus, Kichererbsensud, Senf, Essig und 1 kräftige Prise Salz in einem Mixbecher zu einer feinen Masse pürieren. Die Zutaten sollten alle ungefähr die gleiche Temperatur haben und beim Mixen nicht zu heiß werden.
2. Langsam das Öl untermixen, bis sich alles zu einer glatten Creme verbunden hat. Mit Pfeffer abschmecken. Die Mayonnaise hält im Kühlschrank etwa 1 Woche.

GRÜNE SAUCE

VEGETARISCH

2 EL Essig • 1 EL scharfer Senf • Salz • Pfeffer • 3 EL Leindotteröl • 150 g saure Sahne • 4 Eier • 2 Bund gemischte Kräuter (z. B. Petersilie, Schnittlauch, Basilikum, Minze)

Für 4 Personen • 15 Min. Zubereitung
Pro Portion ca. 230 kcal, 9 g E, 19 g F, 4 g KH

1. Den Essig mit Senf glatt rühren. Mit Salz und Pfeffer kräftig würzen. Nach und nach das Öl unterschlagen. Zuletzt die saure Sahne einrühren.
2. Die Eier in ca. 10 Min. hart kochen, kalt abschrecken und pellen. Die Eier in kleine Würfel schneiden.
3. Die Kräuter waschen, trocken schütteln und fein hacken. Die Kräuter mit den Eiern unter die Sauce rühren. Dann nochmals mit Salz und Pfeffer abschmecken. Im Kühlschrank hält die Sauce etwa 3 Tage.

(siehe Foto Seite 70)

CHILI-LIMETTEN-DRESSING

VEGAN

2 Limetten • 1 rote Chilischote • 12 EL Olivenöl • 4 EL Sojasauce

Für 4 Personen • 5 Min. Zubereitung
Pro Portion ca. 290 kcal, 1 g E, 30 g F, 3 g KH

1. Die Limetten heiß abwaschen, abtrocknen, die Schalen abreiben und diese beiseitestellen. Die Limetten halbieren und den Saft auspressen. Die Chilischote von den Kernen befreien, waschen und fein hacken.
2. Limettensaft mit Olivenöl und Sojasauce gut verrühren. Dann die Limettenschale und die Chili einrühren.
3. Im Kühlschrank hält das Dressing etwa 1 Woche.

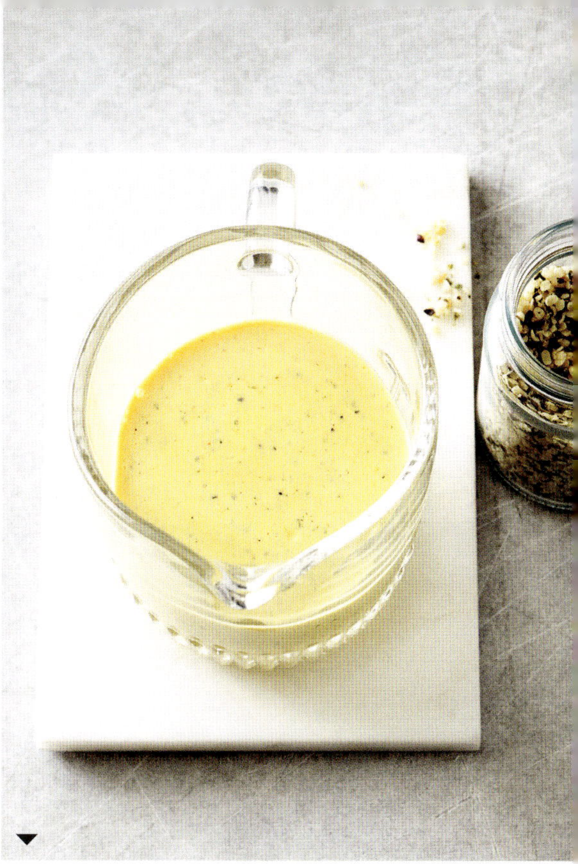

CAESAR-DRESSING MIT HANF

VEGETARISCH

1 Ei • ½ Zitrone • 2 TL scharfer Senf • 1 EL geschälte Hanfsamen • 1 EL helle Misopaste • Salz • Pfeffer • 3 EL Hanföl • 3 EL Rapsöl

Für 4 Personen • 20 Min. Zubereitung
Pro Portion ca. 180 kcal, 3 g E, 18 g F, 1 g KH

1. Das Ei in 4 Min. weich kochen, kalt abschrecken und pellen. Abkühlen lassen.
2. Die Zitrone auspressen. 2 EL Zitronensaft mit Senf, Hanfsamen, Misopaste und dem ganzen Ei in einen Mixbecher geben. Salzen und pfeffern.
3. Alles mit einem Pürierstab cremig pürieren, dabei das Öl in einem dünnen Strahl nach und nach untermixen.
4. Das Dressing hält im Kühlschrank etwa 3 Tage.

VEGANE VARIANTE

Wenn Sie das Dressing in einer veganen Version zubereiten möchten, ersetzen Sie das Ei einfach durch 4 EL Sojasahne und fügen noch 6 EL Wasser dazu.

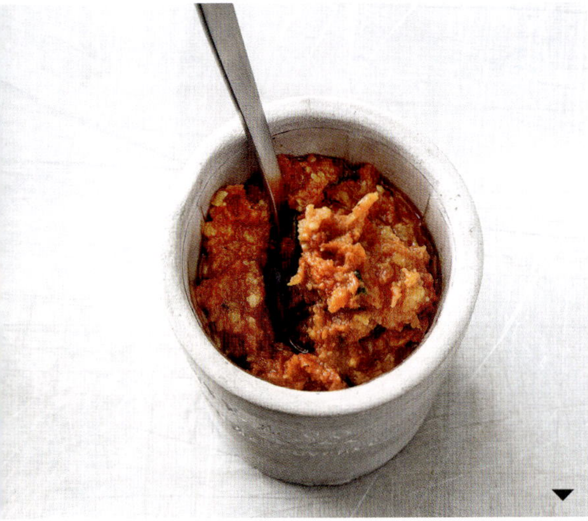

PESTO ROSSO

VEGAN

3 EL Pinienkerne • 50 getrocknete Tomaten • 2 Zweige Rosmarin • 1 Knoblauchzehe • 125 ml Olivenöl (+ 1–2 EL zum Aufgießen) • Salz • Pfeffer

Für 4 Personen • 15 Min. Zubereitung
Pro Portion ca. 375 kcal, 3 g E, 38 g F, 2 g KH

1. Die Pinienkerne in einer Pfanne ohne Fett hellbraun rösten, dann auf einem Teller abkühlen lassen. Die Tomaten in 125 ml Wasser bei kleiner Hitze in 8–10 Min. weich kochen, dann im Kochwasser abkühlen lassen.
2. Rosmarin waschen und trocken schütteln, die Nadeln abstreifen und hacken. Knoblauch schälen und grob klein schneiden.
3. Pinienkerne, getrocknete Tomaten samt Kochwasser, Knoblauch, Rosmarin und das Öl in einem Mixer oder Blitzhacker fein pürieren. Salzen und pfeffern.
4. Das Pesto in ein Glas füllen, glatt streichen, dünn mit Olivenöl bedecken und das Glas verschließen. Im Kühlschrank ist das Pesto etwa 2 Wochen haltbar.

PETERSILIEN-WALNUSS-PESTO

VEGETARISCH

1 Bund Petersilie • 80 g Walnusskerne • Salz • 125 ml Olivenöl (+ 1–2 EL zum Aufgießen) • 25 g Parmesan • Pfeffer • Zitronensaft

Für 4 Personen • 15 Min. Zubereitung
Pro Portion ca. 470 kcal, 5 g E, 48 g F, 1 g KH

1. Die Petersilie waschen, trocken schütteln und die Blätter abzupfen. Walnüsse grob hacken. Beides in einen Mixer geben, 1 Prise Salz dazugeben und mit etwas Olivenöl pürieren.
2. Nach und nach das restliche Olivenöl dazugießen, bis eine sämige Masse entstanden ist. Den Parmesan reiben, einrühren und alles mit Salz, Pfeffer und 1 Spritzer Zitronensaft abschmecken.
3. Das Pesto in ein Glas füllen, glatt streichen, dünn mit Olivenöl bedecken und das Glas verschließen. Im Kühlschrank ist das Pesto etwa 2 Wochen haltbar.

AUBERGINENCREME MIT WALNÜSSEN

VEGAN

4 kleine Auberginen (je 150–200 g) • 50 ml Walnussöl • 50 ml Rapsöl • 1 Bund glatte Petersilie • 1 TL Paprikapulver • 1 TL gemahlener Kreuzkümmel • 1 Prise Zimtpulver • Salz • schwarzer Pfeffer (frisch gemahlen) • 3 EL Walnusskerne

Für 4 Personen • 15 Min. Zubereitung • 1 Std. 30 Min. Backen
Pro Portion ca. 335 kcal, 3 g E, 33 g F, 4 g KH

1. Auberginen waschen und längs halbieren, die Schnittflächen in einem Abstand von 2 cm kreuzweise tief einschneiden. Auberginen auf einen Gitterrost legen und im Ofen bei 180° Umluft 1 Std. 30 Min. garen. Dabei alle 25 Min. den Ofen kurz öffnen, damit Feuchtigkeit entweichen kann.
2. Das gegarte Fruchtfleisch aus den Schalen löffeln und mit dem Öl pürieren.
3. Petersilie waschen und trocken schütteln. Blättchen abzupfen und klein schneiden.
4. Die Petersilie unter die Auberginencreme mischen und alles mit Paprika, Kreuzkümmel, Zimt, Salz und Pfeffer kräftig würzen.
5. Die Walnüsse grob hacken und in einer Pfanne ohne Fett rösten, bis sie duften. Auf einen Teller geben und etwas salzen. Die Auberginencreme mit den Walnüssen bestreut servieren.

(siehe Foto Seite 58)

TAPENADE MIT PISTAZIEN

VEGAN

1 EL eingelegte Kapern • 3 EL Pistazienkerne • 200 g schwarze Oliven (entsteint) • 2 Zweige Thymian • ¼ Knoblauchzehe • 50 ml Olivenöl (+ 1–2 EL zum Aufgießen) • Salz • Pfeffer

Für 4 Personen • 15 Min. Zubereitung
Pro Portion ca. 330 kcal, 3 g E, 34 g F, 1 g KH

1. Kapern abgießen und abtropfen lassen. Pistazienkerne und Oliven grob hacken.
2. Thymian waschen, trocken schütteln und Blättchen abzupfen. Knoblauch schälen und grob klein schneiden.
3. Oliven, Kapern, Knoblauch, Pistazien und Thymian mit einem Pürierstab oder Blitzhacker pürieren. Nach und nach das Olivenöl einrühren, bis eine sämige Paste entsteht. Mit Salz und Pfeffer abschmecken.
4. Die Tapenade in ein Glas füllen, glatt streichen, dünn mit Olivenöl bedecken und das Glas verschließen. Im Kühlschrank hält sich die Tapenade etwa 4 Wochen.

▲

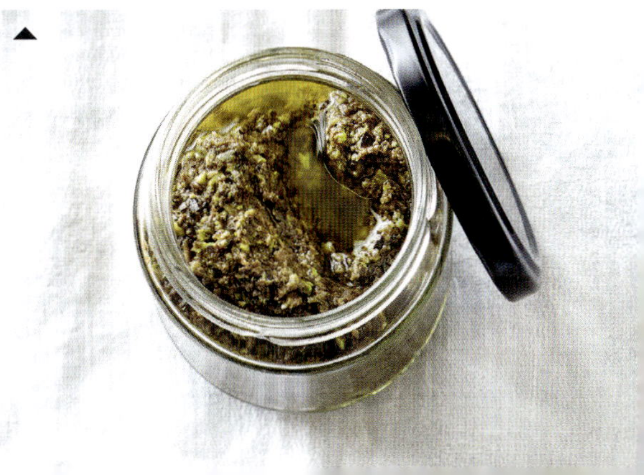

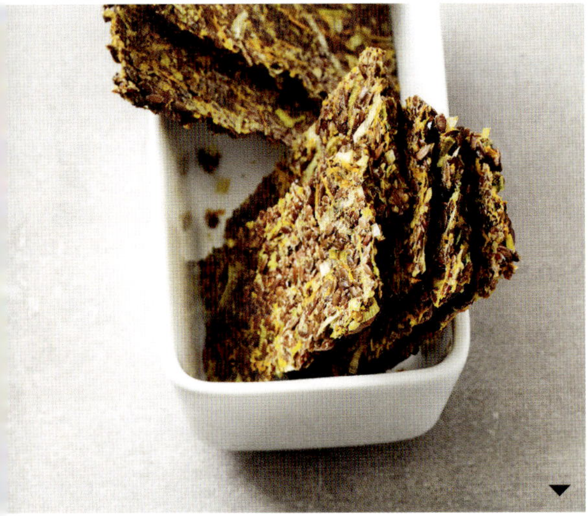

LEINSAMEN-LAUCH-CRACKER

VEGAN

250 g Leinsamen • 1 TL Koriandersamen • 1 TL Kreuzkümmel • ½ Stange Lauch (150 g) • 2 Möhren (150 g) • 1 TL Salz • Chilipulver • 4 EL Olivenöl

Für 4 Personen • 20 Min. Zubereitung • 2 Std. Einweichen • 1 Std. 15 Min. Backen
Pro Portion ca. 415 kcal, 14 g E, 32 g F, 8 g KH

1. 150 g Leinsamen in Wasser mind. 2 Std., besser über Nacht einweichen. Restliche Leinsamen mit Koriander und Kreuzkümmel mahlen. Lauch putzen und waschen, längs vierteln und in feine Streifen schneiden. Möhren putzen, schälen und raspeln.
2. Die eingeweichten Leinsamen abgießen, abbrausen und abtropfen lassen. Mit den gemahlenen Leinsamen und dem Gemüse mischen. Dann salzen und mit Chilipulver abschmecken.
3. Das Olivenöl unterrühren. Ein Drittel der Masse mit einem Pürierstab pürieren, dann wieder mit dem Rest mischen.
4. Den Teig auf einem mit Backpapier ausgelegten Blech verstreichen, mit nassen Händen etwas flach drücken. Eine Klarsichtfolie darüberlegen und den Teig mit dem Nudelholz etwa 4 mm dünn ausrollen. Die Folie abziehen und mit einem Messerrücken die Cracker anzeichnen.
5. Die Cracker im Ofen auf der mittleren Schiene bei 130° (Umluft) ca. 45 Min. backen, dann wenden. Das Backpapier entfernen und die Cracker in 30 Min. fertig backen. In Stücke brechen und luftdicht abgeschlossen lagern.

ROHE VARIANTE

Sie können die Cracker auch in einem Dörrgerät trocknen, dann sind sie für die rohe Küche geeignet. Dafür Backpapiere so ausschneiden, dass sie auf die Siebe des Gerätes passen und am Rand noch etwas Platz frei bleibt. Den Teig darauf verstreichen, wie beschrieben ausrollen und bei 40 Grad Celsius etwa 24 Stunden trocknen. Ungefähr nach der Hälfte der Zeit sollten Sie die Cracker wenden und dabei das Backpapier abziehen.

DUKKAH-GEWÜRZ-MISCHUNG

VEGAN

150 g Haselnusskerne • 2 EL Kreuzkümmelsamen • 4 EL grüne Pistazienkerne • 2 EL schwarze Pfefferkörner • 5 EL Koriandersamen • 5 EL Leinsamen • 1 TL edelsüßes Paprikapulver • 1 TL Chiliflocken • 3 TL Meersalz

Für ca. 30 Portionen • 40 Min. Zubereitung
Pro Portion ca. 65 kcal, 2 g E, 5 g F, 1 g KH

1. Die Haselnüsse ohne Fett rösten, bis sie duften und die Haut sich löst. Das geht entweder bei mittlerer Hitze in einer kleinen Pfanne unter ständigem Rühren oder im Ofen bei 200° (Umluft) mit etwas selteneren Wenden. In beiden Fällen dauert es 10–15 Min., bis die Nüsse fertig sind. Danach die Nüsse etwas abkühlen lassen und in einem Küchentuch die Häute abreiben, so gut es geht.
2. Alle anderen Samen, Kerne und Körner einzeln und nacheinander in einer kleinen Pfanne rösten, bis sie duften und beginnen zu knistern. Dabei immer rühren. Abkühlen lassen, dann alle Nüsse, Samen, Kerne und Körner einzeln grob mörsern oder in einem Blitzhacker grob zerkleinern.
3. Alle gemörserten Zutaten mit Paprika, Chili und Salz mischen und abfüllen. In dunklen Gläsern mit Schraubdeckel hält die Gewürzmischung etwa 3 Wochen.

DUKKAH – CRUNCH MIT VIEL AROMA

Die nordafrikanische Gewürzmischung Dukkah wird weltweit immer beliebter. Kein Wunder, passt sie doch zu fast jedem Gericht. Sie gibt den nötigen Crunch und gleichzeitig eine erdig-nussige Würze. Die Hauptbestandteile sind immer Nüsse – meistens Haselnüsse –, manchmal geröstete Kichererbsen, außerdem Gewürze wie Kreuzkümmel, Nigella (Schwarzkümmel), Koriander und einige andere mehr. Probieren Sie für dieses Rezept ruhig auch einmal andere Nüsse oder Gewürze aus. Wichtig ist nur, alle Zutaten jeweils einzeln zu mörsern und zu rösten, da sie unterschiedliche Röstzeiten haben.

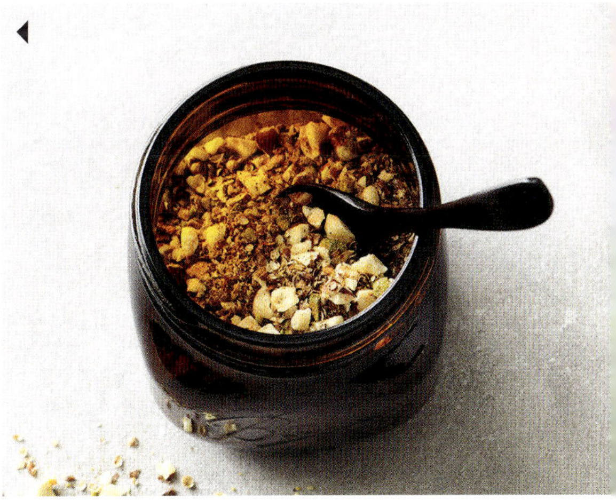

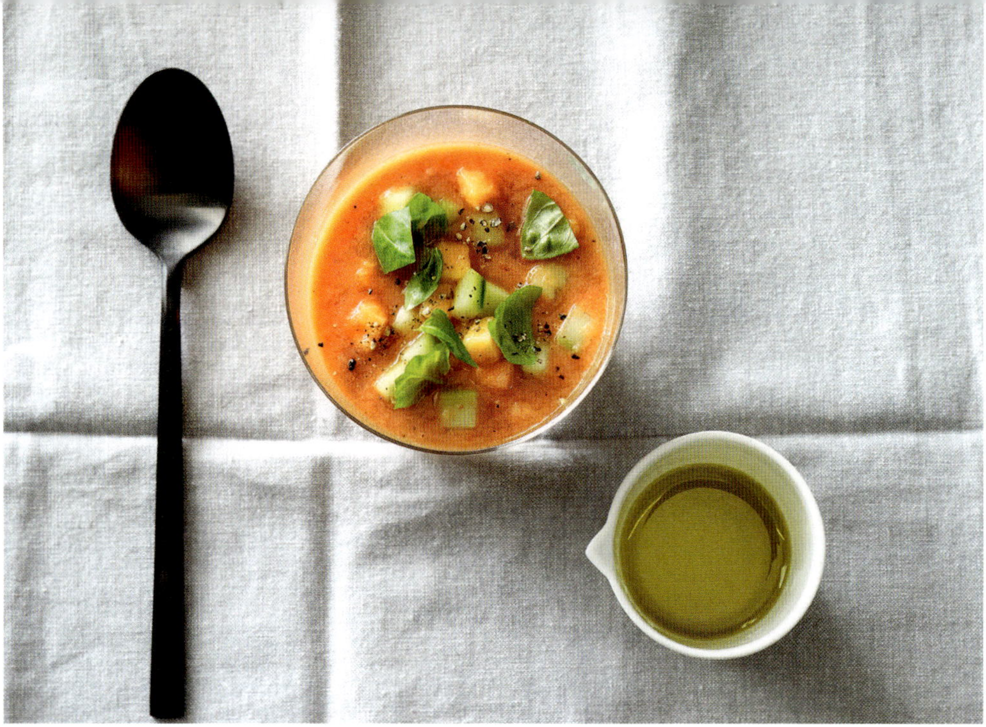

GEHEN IMMER – SUPPEN UND SALATE

Sie sind schnell zubereitet und köstlich: wärmende Suppen in der kalten Jahreszeit und knackige Salate, wenn es heiß ist. Und das Beste, Suppen und Salate können Sie prima mit guten Fetten aufwerten. Träufeln Sie über Ihre Suppe ein paar Tropfen gutes Öl und probieren Sie dabei verschiedene aus. Kochen Sie Öle mit vielen mehrfach ungesättigten Fetten wie Leindotter- oder Walnussöl aber nicht mit. Ein gutes Oliven- oder Rapsöl dagegen darf auch erhitzt werden. Perfekt passen die meisten hochwertigen Öle auch in Dressings. Verstehen Sie unsere Rezepte als Anregung, Salatsaucen zu variieren. Tauschen Sie kräftige Öle gegeneinander aus und spielen Sie mit den Aromen milder Öle. On top passt dann noch eine Handvoll gehackte Nüsse auf Suppen und Salate.

PAPAYA-TOMATEN-GAZPACHO

VEGAN

1 kleine Knoblauchzehe • 1 Stück reife Papaya (ca. 400 g) • 1 Salatgurke • 400 ml Tomatensaft • 3 EL Olivenöl (ersatzweise Rapsöl) • ½ Zitrone • Zucker • Salz • Pfeffer • 1 Stängel Basilikum

Für 2 Personen • 20 Min. Zubereitung • 30 Min. Kühlen
Pro Portion ca. 245 kcal, 3 g E, 15 g F, 20 g KH

1. Den Knoblauch schälen und fein hacken.
2. Die Papaya schälen und die Kerne entfernen. 250 g Fruchtfleisch würfeln und etwa ein Drittel davon beiseitestellen.
3. Die Gurke schälen und würfeln, ein Drittel der Würfel beiseitestellen. Den Rest mit Knoblauch, Papaya, Tomatensaft und 2 EL Öl fein pürieren. Die Zitrone auspressen und das Gazpacho mit 1–2 TL Zitronensaft, Zucker, Salz und Pfeffer abschmecken. Papaya- und Gurkenwürfel untermischen und mind. 30 Min. kalt stellen.
4. Basilikum waschen, trocken schütteln und die Blätter abzupfen. Das Gazpacho abschmecken, auf zwei Gläser verteilen, mit dem restlichen Öl beträufeln und Basilikum darüberstreuen. Kalt servieren und sofort genießen.

(siehe Foto Seite 78)

BROKKOLISUPPE MIT WALNUSSÖL

VEGAN

1 Zwiebel • 1 Knoblauchzehe • 1 EL Rapsöl • 400 g Brokkoli • 500 ml Gemüsebrühe • Salz • Pfeffer • Chiliflocken • 2 EL Walnussöl • 1 EL Dukkah-Gewürz ***(siehe Seite 77)***

Für 2 Personen • 30 Min. Zubereitung
Pro Portion ca. 250 kcal, 7 g E, 20 g F, 6 g KH

1. Zwiebel und Knoblauch schälen und fein schneiden. Dann in einem Topf mit dem Öl glasig dünsten.
2. Den Brokkoli in kleine Röschen teilen, waschen und mit der Gemüsebrühe zur Zwiebelmischung geben. Kurz umrühren und den Brokkoli bei mittlerer Hitze in ca. 20 Min. gar kochen.
3. Die Suppe pürieren und mit Salz, Pfeffer und Chiliflocken abschmecken, 1 EL Walnussöl unterrühren.
4. Suppe auf Teller verteilen und mit dem restlichen Walnussöl und Dukkah anrichten.

▲

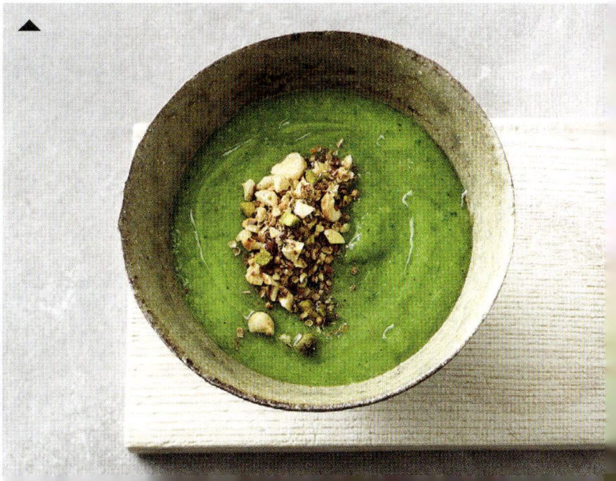

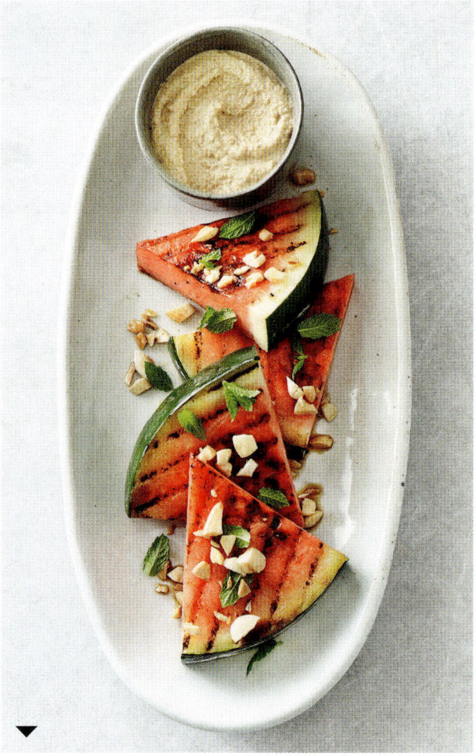

WASSERMELONE VOM GRILL MIT SATESAUCE

VEGAN

2 Knoblauchzehen • ½ Chilischote • 100 g gehäutete Mandeln • 2 EL Rapsöl • 1 EL Misopaste • 200 ml Kokosmilch • 2 EL Hoisinsauce • Salz • 4 Stängel Minze • 800 g Wassermelone

Für 2 Personen • 20 Min. Zubereitung • 45 Min. Kochen
Pro Portion ca. 675 kcal, 15 g E, 54 g F, 24 g KH

1. Knoblauch schälen und klein hacken. Chilischote von den Kernen befreien, waschen und ebenfalls hacken. Die Mandeln grob hacken.
2. 1 EL Rapsöl in einer Pfanne oder einem Wok erhitzen. Mandeln zugeben und bei niedriger Temperatur rösten. Nach 2 Min. 1 EL Mandeln aus dem Topf nehmen, leicht salzen und beiseitestellen. Miso, Chili und Knoblauch in den Topf geben und verrühren. Nach 3 Min. Kokosmilch und Hoisinsauce sowie 200 ml Wasser zugeben, alles aufkochen lassen, leicht salzen und 45 Min. sanft kochen, danach cremig mixen.
3. In der Zwischenzeit die Minze waschen, trocken schütteln und die Blättchen abzupfen. Melone mit Schale in 2 cm dicke Dreiecke schneiden.
4. Einen Grill mit schwerem Grillrost oder eine Grillpfanne stark erhitzen. Restliches Öl auf einem Küchenpapier verteilen und den Grillrost damit leicht ölen. Melonenstücke bei größter Hitze von jeder Seite je 2 Min. grillen.
5. Melonen mit Minze und gehackten Mandeln bestreuen und mit Mandel-Saté-Sauce servieren.

VARIANTE

Wenn Sie nicht grillen wollen oder können, schmeckt das Gericht auch mit kalter Melone sehr gut. Mit einer Handvoll Kapstachelbeeren wird es noch frischer und bunter.

CAESAR SALAD MIT KAPERN UND CASHEWS

VEGETARISCH

2 Baby-Romanasalat • ½ Bund Brunnenkresse • 50 g Rucola • 3 EL eingelegte Kapern • 3 EL Avocadoöl (ersatzweise Olivenöl) • 4 EL Cashewkerne • Salz • 120 ml Caesar-Dressing ***(siehe Seite 73)*** *• 2 EL schwarze Oliven*

Für 2 Personen • 20 Min. Zubereitung
Pro Portion ca. 625 kcal, 14 g E, 55 g F, 11 g KH

1. Romanasalat putzen und in ca. 3 cm breite Streifen schneiden. Kresse klein zupfen, Rucola halbieren, dicke Stiele kürzen. Alles waschen und trocken schleudern.
2. Die Kapern abtropfen lassen und mit Küchenpapier trocken tupfen. Das Öl in einer Pfanne erhitzen und die Kapern darin in 2–3 Min. knusprig braun braten, dabei öfter umrühren. Die Kapern auf einem Teller abkühlen lassen.
3. Die Cashews in einer Pfanne ohne Fett ebenfalls ca. 3 Min. hellbraun rösten, auch dabei öfter umrühren. Auf einen Teller geben und leicht salzen.
4. Salat, Brunnenkresse und Rucola mit dem Caesar-Dressing mischen. Den Salat auf zwei Teller verteilen und mit Kapern, Cashews und Oliven bestreut servieren.

DAS PASST DAZU

Eine prima Ergänzung für alle, die gerne Fisch essen, sind Sardellenfilets. Sie schmecken nicht nur hervorragend zu diesem Salat – schließlich stecken sie auch im klassischen Caesar-Dressing –, sie werten das Gericht außerdem mit zusätzlichen Omega-3-Fetten auf.

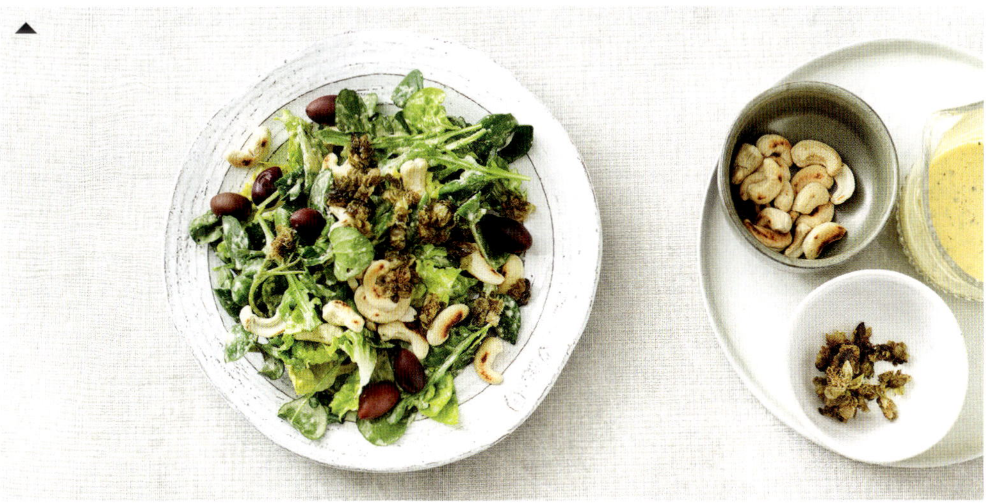

BLUMENKOHL-EIER-SALAT

VEGETARISCH

400 g Blumenkohl • Salz • 3 Eier • ½ Salatgurke • 2 EL eingelegte Kapern

Für die Mayonnaise: 1 Ei • ½ Zitrone • 1 TL Senf • Salz • 75 ml Rapsöl • 75 ml Avocadoöl • Cayennepfeffer

Für 2 Personen • 20 Min. Zubereitung
Pro Portion ca. 845 kcal, 13 g E, 83 g F, 5 g KH

1. Den Blumenkohl waschen, putzen und in leicht gesalzenem Wasser gar kochen. Die Eier in ca. 10 Min. hart kochen, mit kaltem Wasser abschrecken und pellen. Blumenkohl und Eier abkühlen lassen.
2. Die Salatgurke schälen, längs halbieren und in Scheiben schneiden. Die Kapern abtropfen lassen.
3. Für die Mayonnaise das Ei trennen. Die Zitrone auspressen, Eigelb, Senf, 1 EL Zitronensaft und Salz mit dem Schneebesen eines Handrührgeräts kurz verrühren. Nach und nach das Öl einrühren, bis sich Öl und Eigelb zu einer glatten Creme verbunden haben. Mit Cayennepfeffer abschmecken.
4. Blumenkohl in kleine Röschen teilen, Eier achteln. Beides mit der Gurke in eine Schüssel geben und vorsichtig mit der Mayonnaise mischen. Den Salat abschmecken und mit Kapern servieren.

SELBST GEMACHT AM BESTEN

Die Mayonnaise aus diesem Rezept ist einfach und klassisch. Sie ist gesünder als Mayonnaise aus dem Supermarkt, weil sie keinerlei Transfette (**siehe Seite 16**) und andere künstliche Zusatzstoffe enthält. Und sie schmeckt natürlich, cremig und frisch.

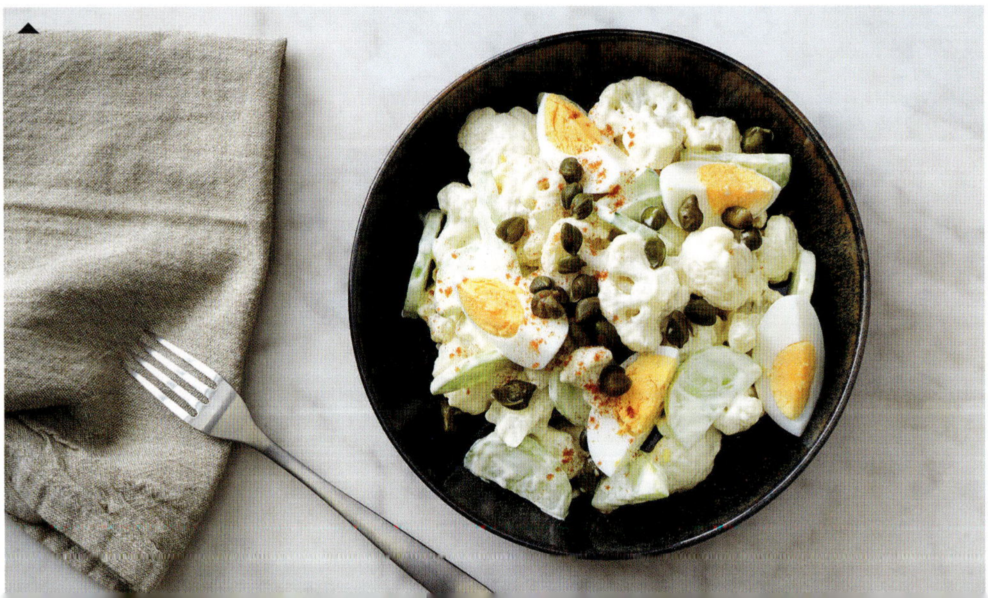

GRÜNKOHL-NUSS-SALAT

VEGAN

200 g kleine Grünkohlblätter • Salz • 1 Zitrone • 5 EL Rapsöl • 4 EL Walnusskerne • ½ Salatgurke • ½ Granatapfel • 1 EL Zitronenmarmelade (ersatzweise Orangenmarmelade) • Pfeffer • 2 EL Hanföl • 1 EL geschälte Hanfsamen

Für 2 Personen • 30 Min. Zubereitung • 1 Std. Ziehen
Pro Portion ca. 660 kcal, 9 g E, 58 g F, 19 g KH

1. Grünkohl waschen und trocken schleudern. Dicke Blattrippen herausschneiden, Blätter in feine Streifen schneiden und salzen. Zitrone auspressen. Grünkohl mit 1 EL Zitronensaft und 3 EL Rapsöl marinieren, etwas durchkneten wie einen Krautsalat und ca. 1 Std. ziehen lassen. Restlichen Zitronensaft beiseitestellen.
2. Walnüsse grob hacken und in einer kleinen Pfanne ohne Fett hellbraun rösten. Gurke schälen, längs halbieren, entkernen und das Kernhaus aufbewahren. Die Gurke schräg in dünne Scheiben schneiden. Die Kerne aus dem Granatapfel lösen.
3. Für das Dressing je 2 EL Zitronensaft und Wasser mit der Marmelade und dem Gurkenkernhaus pürieren, mit Salz und Pfeffer kräftig würzen. Restliches Rapsöl und das Hanföl unterrühren.
4. Grünkohl mit Gurke, Hanfsamen und Dressing mischen. Mit den Walnüssen und Granatapfelkernen bestreut servieren.

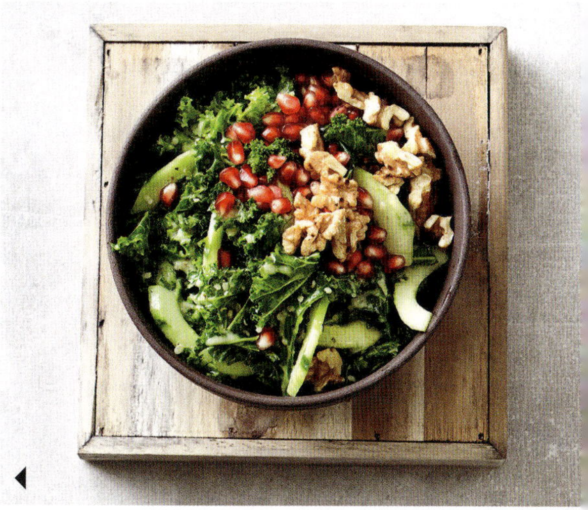

SCHWARZKOHL UND ROSENKOHL

Es gibt viele Grünkohlsorten – für Zubereitungen als Salat eignen sich zarte Sorten mit kleinen Blättern am besten. Auch der italienische »cavolo nero«, bei uns als Schwarzkohl bekannt, gehört zur Grünkohlfamilie, seine Blätter schmecken besonders mild, zart und süß.
Rosenkohl ist zwar eine eigene Varietät des Gemüsekohls, schmeckt aber ebenfalls sehr gut mit Walnüssen und Granatapfel: Für die Zubereitung die Röschen waschen, die äußeren Blätter entfernen, längs halbieren und von der Spitze her in feine Streifen schneiden, dabei den Strunk als Griff benutzen.

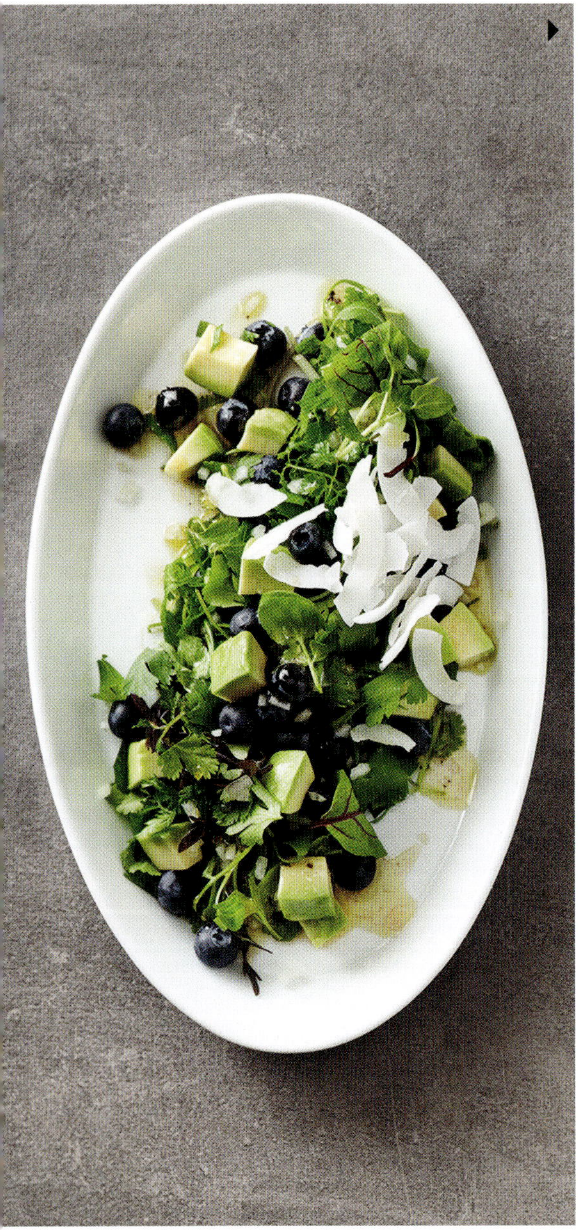

AVOCADOSALAT MIT HEIDELBEEREN

VEGAN

1 Avocado • 100 g Heidelbeeren • ½ Bund Petersilie • ½ Bund Koriandergrün • 50 g Wildkräutersalatmischung • ¼ Zwiebel • 2 EL Kokosspäne
Für das Dressing: ½ Limette • 3 EL Avocadoöl (ersatzweise Olivenöl) • 1 TL Chilipulver • Salz • Pfeffer

Für 2 Personen • 15 Min. Zubereitung
Pro Portion ca. 365 kcal, 3 g E, 32 g F, 9 g KH

1. Die Avocado schälen, halbieren und den Kern entfernen. Das Fruchtfleisch würfeln.
2. Die Heidelbeeren und die Kräuter abbrausen und trocken tupfen. Petersilien- und Korianderblättchen von den Stielen zupfen und grob hacken. Die Zwiebel schälen und sehr fein würfeln.
3. Für das Dressing die Limette auspressen. Den Saft mit dem Öl, Chilipulver, Salz und Pfeffer verrühren.
4. Avocado, Kräuter, Heidelbeeren und Zwiebel in einer Schüssel vorsichtig mit dem Dressing mischen.
5. Den Salat abschmecken, auf zwei Schüsselchen verteilen und mit Kokosspänen bestreut servieren.

VARIANTEN

Probieren Sie diesen Salat auch mit Erdbeeren statt Heidelbeeren. Im Winter passen Blutorangen gut dazu.

GURKEN-WAKAME-SALAT

VEGETARISCH

10 g Wakame-Algen • 1 Salatgurke • 4 Stängel Dill • ½ Zitrone • 2 EL Joghurt • 2 EL Leindotteröl • Salz • Pfeffer • 2 EL Kürbiskerne

Für 2 Personen • 45 Min. Zubereitung
Pro Portion ca. 230 kcal, 7 g E, 18 g F, 7 g KH

1. Die Wakame-Algen in reichlich lauwarmem Wasser ca. 30 Min. einweichen. Inzwischen die Salatgurke schälen, längs halbieren und in Scheiben schneiden.
2. Den Dill abbrausen und trocken schütteln. Die Spitzen von den Stielen streifen und grob hacken. Die Zitrone auspressen.
3. Aus Joghurt, Öl, 2 TL Zitronensaft, Salz und Pfeffer eine Salatsauce mischen.
4. Die Kürbiskerne in einer Pfanne ohne Fett rösten, bis sie anfangen zu duften. Die Kerne auf einen Teller geben, leicht salzen und abkühlen lassen.
5. Die Algen kalt abbrausen und trocken schleudern. Die Algen mit der Gurke, dem Dill und dem Dressing mischen und alles abschmecken.
6. Den Salat auf zwei Teller verteilen und mit Kürbiskernen bestreut servieren.

VARIANTEN

Die Wakame-Algen können Sie auch weglassen, dann haben Sie einen klassischen Gurkensalat. Oder Sie ersetzen die Algen durch Rucola. Statt Leindotteröl passen auch viele andere Öle wie Leinöl, Rapskernöl, Hanföl, Weizenkeimöl oder Macadamiaöl.

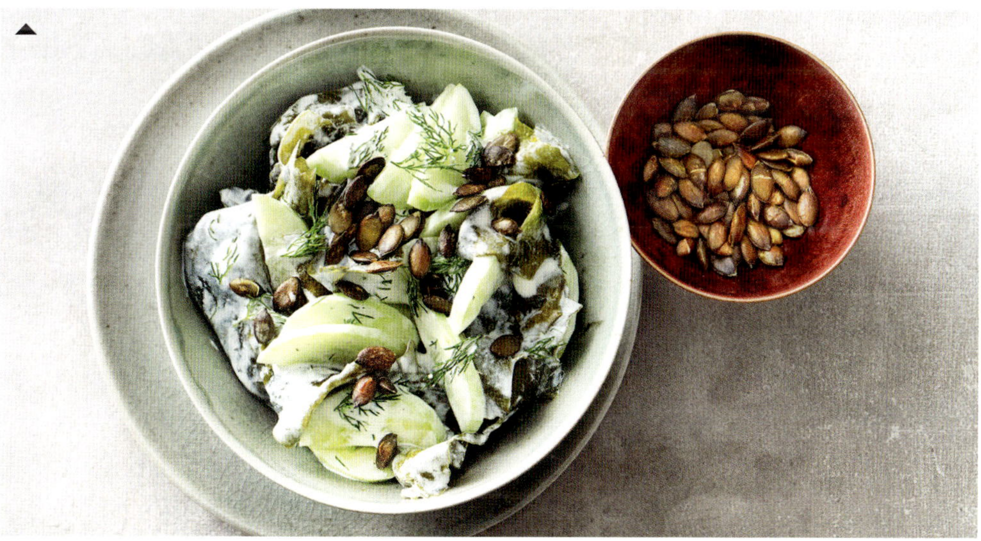

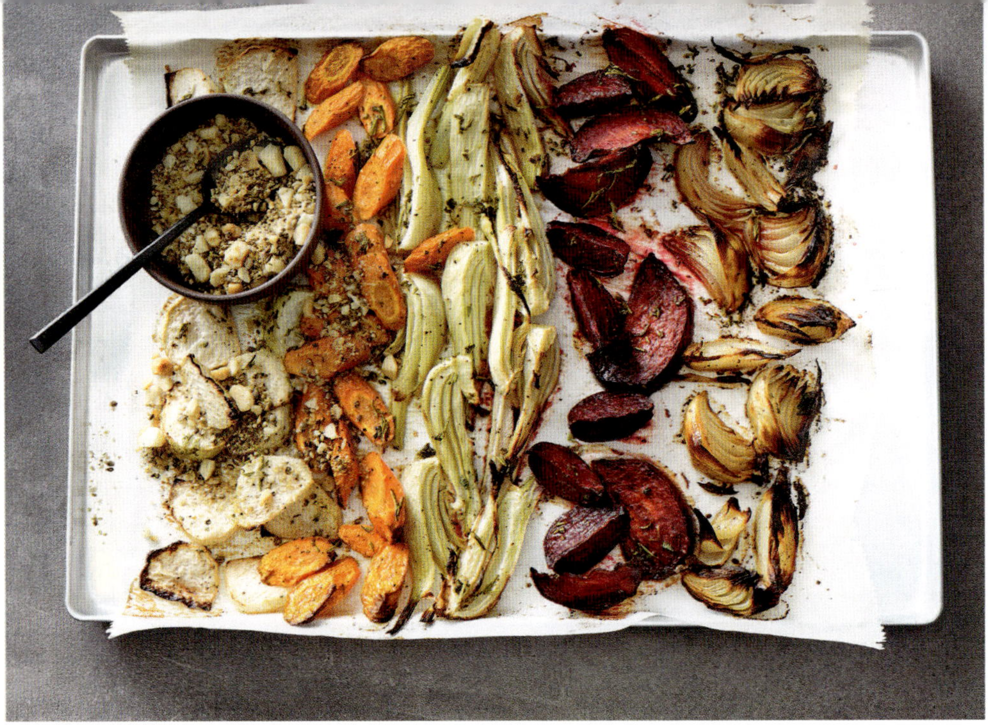

HAUPTGERICHTE FÜR JEDEN GESCHMACK

Auch bei den Hauptgerichten können Sie wertvolle Fette unglaublich vielfältig einsetzen. Sie machen Ihr Essen nicht nur gesünder, sondern auch geschmackvoller. Denn Sie wissen ja: Fett ist ein Geschmacksträger! Bei den Rezepten in diesem Kapitel spielen Pflanzenöle, Nüsse und Samen wieder eine wichtige Rolle – nicht nur bei den veganen Köstlichkeiten, sondern auch bei den vegetarischen und den vier Fischrezepten. Bei der Auswahl der besten Fette und den passenden Rezepten habe ich auf Fleisch verzichtet, weil wir davon meistens sowieso zu viel essen, doch fetthaltigen Fisch dürfen Sie gerne öfter auf Ihren Speiseplan setzen. Seine wertvollen Omega-3-Fettsäuren sind kaum in anderen Nahrungsmitteln zu finden: Achten Sie bei Fisch besonders auf Herkunft und Bioqualität.

OFENGEMÜSE MIT MACADAMIACRUNCH

VEGAN

2 Rote Beten • 250 g Möhren • 1 Kohlrabi • 3 Zwiebeln • 2 Knollen Fenchel • je 3 Zweige Rosmarin und Salbei • 1 Zitrone • 4 EL Olivenöl • Salz • Pfeffer • 2 EL Macadamianusskerne • 1 EL Hanfsamen • ½ TL Kreuzkümmel • 1 Prise Zimtpulver

Für 2 Personen • 20 Min. Zubereitung • 45 Min. Backen
Pro Portion ca. 520 kcal, 11 g E, 34 g F, 31 g KH

1. Backofen auf 200° vorheizen. Rote Beten und Möhren schälen und in 2 cm dicke Spalten bzw. Scheiben schneiden. Kohlrabi und Zwiebeln schälen, ebenfalls in Spalten schneiden. Die Fenchel waschen und eventuell schälen, um zähe Fasern von den äußeren Blättern zu entfernen. Fenchel halbieren und mit dem Strunk in Spalten schneiden, damit die einzelnen Blätter nicht auseinanderfallen.
2. Die Kräuter waschen, trocken schütteln und klein schneiden. Die Zitrone heiß abwaschen, abtrocknen und die Schale abreiben. Dann halbieren und auspressen. Die Zitronenschale beiseitestellen, den Saft mit den Kräutern und Olivenöl verrühren.
3. Die Gemüsesorten einzeln mit Salz und Pfeffer würzen. Das Gemüse in der Zitronen-Olivenöl-Mischung wenden und dann auf einem mit Backpapier ausgelegten Backblech verteilen.
4. Das Gemüse nun im Ofen auf der mittleren Schiene in ca. 45 Min. garen, dabei zwischendurch 1–2-mal vorsichtig wenden.
5. In der Zwischenzeit Macadamianüsse und Hanfsamen nacheinander in einer Pfanne ohne Fett unter Rühren hellbraun rösten, dann kurz abkühlen lassen und im Blitzhacker grob zerkleinern.
6. Nüsse und Samen in einer kleinen Schüssel mit Kreuzkümmel, Zimt und der Zitronenschale mischen und leicht salzen. Die Macadamiamischung zum Ofengemüse servieren.

(siehe Foto Seite 86)

WAS DAZU PASST

Dazu schmecken auch die Dukkah-Gewürzmischung von **Seite 77**, die Tapenade von **Seite 75** oder die Pestos von **Seite 74**. Ergänzen können Sie das Gericht mit einigen dünnen Scheiben Räuchertofu oder knusprig gebratenem Tempeh. Dafür Tofu oder Tempeh in dünne Scheiben schneiden, kurz in Sojasauce wenden und mit etwas Öl in einer beschichteten Pfanne anbraten, dann 2 TL BBQ-Sauce unterrühren und den Tofu oder das Tempeh damit leicht glasieren. Für eine selbst gemachte BBQ-Sauce 100 g getrocknete Soft-Pflaumen, 1 EL Orangenmarmelade, 100 ml Orangensaft sowie 250 g passierte Tomaten in einem Topf aufkochen und bei kleiner Hitze ca. 15 Min. einkochen lassen, dabei öfter umrühren. Mit einem Pürierstab pürieren und mit 1 TL Currypulver und Salz abschmecken.

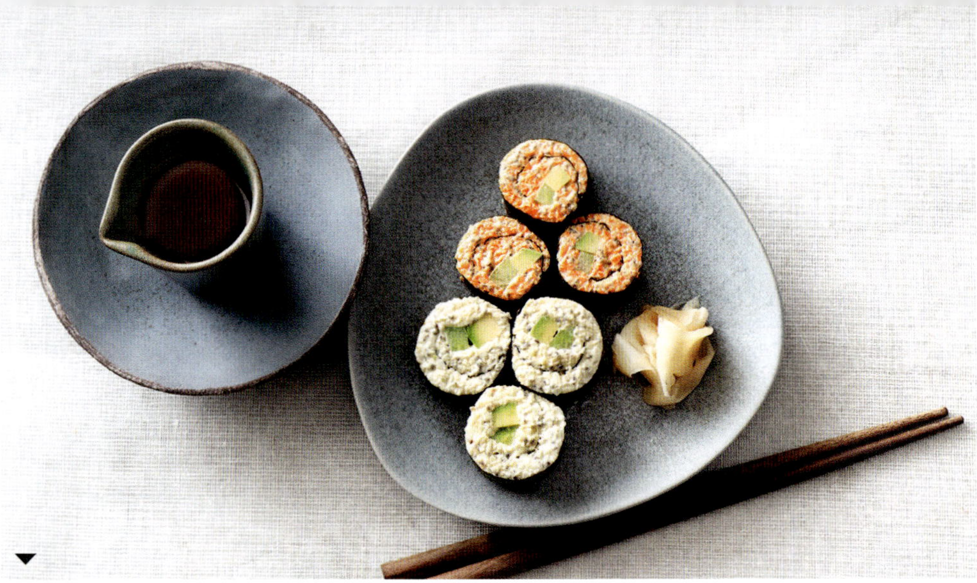

CALIFORNIA VEGGIE-SUSHI OHNE REIS

VEGETARISCH

250 g Blumenkohl • 250 g Möhren • 2 EL Chia-Samen • 6 EL Mayonnaise ***(siehe Seite 72)*** *• 2 TL Wasabipaste • ½ Avocado • 100 g Salatgurke • 4 Nori-Blätter für Sushi • 50 g eingelegter Sushi-Ingwer • 4 EL Sojasauce*
Außerdem: 1 Sushi-Rollmatte

Für 2 Personen (24 Stück) • 45 Min. Zubereitung • 30 Min. Quellen
Pro Portion ca. 735 kcal, 12 g E, 60 g F, 25 g KH

1. Blumenkohl in Röschen teilen, waschen und im Blitzhacker zerbröseln. Möhren schälen, ebenfalls im Blitzhacker zerbröseln. Jeweils mit 1 EL Chia-Samen und 2 EL Wasser vermischen und 30 Min. quellen lassen. Mayonnaise und Wasabi verrühren, jeweils die Hälfte davon mit dem Blumenkohl und den Möhren mischen.
2. Avocado und Gurke schälen, die Gurke längs vierteln und das Kernhaus herausschneiden, die Streifen jeweils noch einmal längs durchschneiden. Avocado vom Kern befreien und das Fruchtfleisch ebenfalls in Streifen schneiden.
3. Blumenkohl und Möhren auf je 2 Nori-Blätter verstreichen, dabei an jeweils einer Längsseite etwa 2 cm Rand frei lassen. Auf den gegenüberliegenden Längsseiten Gurken- und Avocadostreifen verteilen. Belegte Nori-Blätter längs mit der Sushi-Rollmatte eng einrollen. Mit der Naht nach unten auf ein Brett legen, mit einem sehr scharfen, feuchten Messer in je 6 Stücke schneiden und mit Sushi-Ingwer anrichten.
4. Sojasauce in kleine Schälchen füllen und dazu servieren.

KARTOFFELN MIT QUARK UND LEINSAMEN

VEGETARISCH

500 g Kartoffeln • 2 Stangen Staudensellerie • ½ Zitrone • 2 TL Paprikapulver • Salz • 1 Bund Schnittlauch • 300 g Quark • 3 EL Leinöl • Pfeffer • 2 EL Leinsamen

Für 2 Personen • 25 Min. Zubereitung
Pro Portion ca. 550 kcal, 27 g E, 28 g F, 39 g KH

1. Die Kartoffeln waschen und mit Schale in einem Topf mit Wasser bedeckt in ca. 20 Min. weich kochen.
2. Den Staudensellerie putzen, waschen und quer in dünne Scheiben schneiden. Die Zitrone auspressen. 2 EL Zitronensaft mit Paprikapulver und 1 Prise Salz mischen. Den Staudensellerie einige Minuten darin marinieren.
3. Währenddessen den Schnittlauch waschen, trocken schleudern und in Röllchen schneiden. Mit dem Quark und etwa 2 EL des Leinöls mischen. Mit Salz und Pfeffer abschmecken.
4. Die Leinsamen in einer beschichteten Pfanne ohne Fett 3 Min. unter Rühren rösten, bis sie duften.
5. Die Kartoffeln auf zwei Teller verteilen, auf jeden Teller außerdem einen großen Klecks Quark geben, mit dem restlichen Leinöl beträufeln und darauf den marinierten Staudensellerie und die gerösteten Leinsamen anrichten. Den Rest jeweils in Schüsselchen dazu servieren.

KARTOFFELN AUS DEM OFEN

Wenn Sie die Kartoffeln backen, schmecken sie noch aromatischer: Dafür die Kartoffeln waschen, auf je ein Stück Alufolie legen und Butterflocken sowie grobes Meersalz dazugeben. Die Kartoffeln fest verschließen und im Backofen bei etwa 180 Grad Celsius 50 Minuten backen. Um zu sehen, ob die Kartoffeln gar sind, machen Sie die Nadelprobe. Sie können die Kartoffeln natürlich auch in der Glut eines Grillfeuers garen.

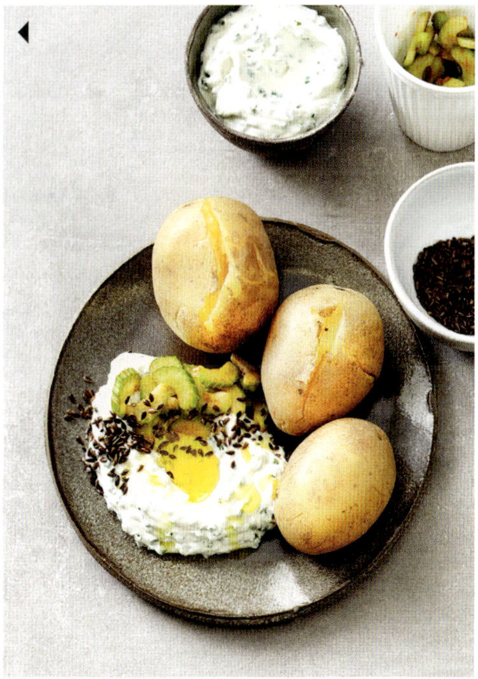

BLUMENKOHLPIZZA

VEGETARISCH

600 g Blumenkohl • 125 g Mandeln • 2 Frühlingszwiebeln • 4 EL Olivenöl (ersatzweise Avocadoöl) • Salz • frisch geriebene Muskatnuss • 2 Eier (M) • ¼ Knoblauchzehe • 200 g passierte Tomaten • Pfeffer • 1 Prise getrockneter Oregano • 150 g Mozzarella • 2 Stängel Basilikum

Für 2 Personen • 30 Min. Zubereitung
Pro Portion ca. 895 kcal, 35 g E, 72 g F, 13 g KH

1. Blumenkohl in Röschen teilen, waschen und mit den Mandeln im Universalzerkleinerer oder in einem guten Mixer fein zerbröseln, dabei erst die Mandeln in das Gerät geben, dann den Blumenkohl.
2. Frühlingszwiebeln putzen und in feine Ringe schneiden. Blumenkohl, Mandeln und Frühlingszwiebeln mit 2 EL Olivenöl 5 Min. trocken dünsten, um überflüssige Flüssigkeit aus dem Blumenkohl wegzubekommen, dabei oft umrühren. Mit wenig Salz und Muskat würzen, dann abkühlen lassen. Den Ofen mit einem Backblech auf der zweituntersten Schiene auf 250° vorheizen.
3. Eier aufschlagen, mit dem Blumenkohl-Mandel-Mix mischen und abschmecken. Die Masse soll so fest sein, dass man sie gerade gut formen kann. Backpapier in der Größe des Backbleches ausschneiden. Den Blumenkohlteig darauf zu 2 großen Ovalen formen, dabei den Rand wie bei einer herkömmlichen Pizza etwas höher ziehen. Alternativ den Blumenkohlteig über die gesamte Blechgröße ausstreichen, dann kann die Pizza etwas dünner werden.
4. Knoblauch schälen und hacken, mit Tomaten und restlichem Öl verrühren, mit Salz, Pfeffer und Oregano würzen. Mozzarella in Scheiben schneiden. Basilikum waschen, trocken schütteln und die Blätter abzupfen.
5. Tomaten auf den Pizzaböden verteilen, mit Mozzarella und Basilikumblättern belegen. Dann die Pizzas mit dem Backpapier auf das heiße Blech ziehen und im Ofen ca. 15 Min. backen.

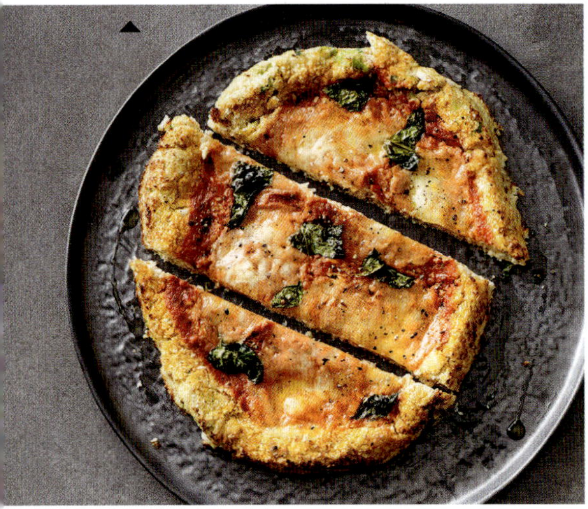

VARIANTE

Die Pizza können Sie natürlich auch ganz nach Geschmack anders belegen. So eignen sich zum Beispiel Sardellen, Oliven oder gewässerte und abgetropfte Wakame-Algen sehr gut.

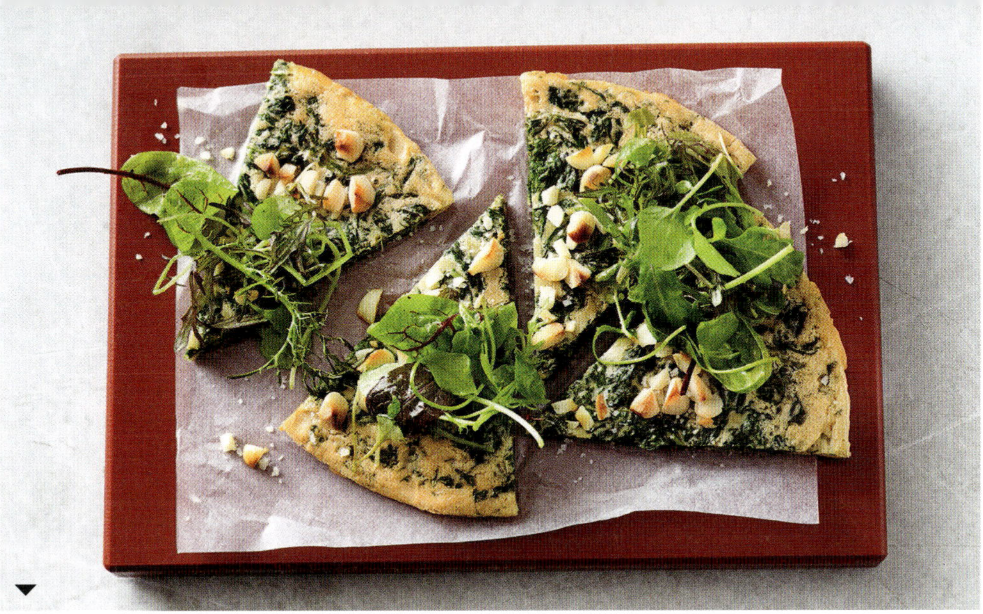

SPINAT-TORTILLA MIT MACADAMIA

VEGETARISCH

300 g Blattspinat (TK oder frisch) • 6 Eier (M) • 2 EL Nussmus • Salz • Pfeffer • frisch geriebene Muskatnuss • 5 EL Macadamiaöl (ersatzweise Rapsöl) • 2 EL Macadamianusskerne (40 g) • 1 Bund gemischte Frühlingskräuter (ersatzweise Wildkräutersalate) • ½ Zitrone • 1 TL Wasabipaste

Für 2 Personen • 20 Min. Zubereitung
Pro Portion ca. 780 kcal, 27 g E, 68 g F, 7 g KH

1. TK-Spinat auftauen, frischen Spinat verlesen, waschen und in kochendem Salzwasser aufwallen lassen, dann abgießen. Spinat ausdrücken und etwas klein schneiden.
2. Backofen auf 200° vorheizen. Eier und Nussmus verquirlen. Mit Salz, Pfeffer und Muskat abschmecken.
3. Spinat mit 2 EL Macadamiaöl in einer beschichteten, ofenfesten Pfanne 1 Min. anbraten. Die Eiermischung dazugießen und 2 Min. stocken lassen. Im Ofen auf der zweiten Schiene von oben ca. 2 Min. backen. Macadamianüsse klein hacken und 4 Min. vor Ende der Garzeit über die Tortilla streuen.
4. Inzwischen die Frühlingskräuter waschen, trocken schütteln und klein zupfen. Die Zitrone auspressen. 1 EL Zitronensaft mit Wasabipaste und restlichem Öl verrühren, mit Salz und wenig Pfeffer würzen und die Kräuter in der Sauce marinieren.
5. Tortilla aus dem Ofen nehmen, auf ein Brett gleiten lassen, in Stücke schneiden und mit dem Kräutersalat servieren.

MATJES MIT WEIZENKEIMÖL & ORANGE

MIT FETTE-TOPSTAR HERING

1 kleine Knolle Fenchel mit Grün • ½ Bund Rucola • 2 Orangen • 1 kleine rote Zwiebel • Salz • 2 doppelte Matjesfilets (200 g; ersatzweise 4 einzelne) • Pfeffer • 3 EL Weizenkeimöl (ersatzweise Leinöl) • 6 Walnusskerne

Für 2 Personen • 20 Min. Zubereitung
Pro Portion ca. 485 kcal, 20 g E, 35 g F, 16 g KH

1. Fenchel waschen, das Grün abschneiden und ganz grob hacken. Die Knolle vierteln und die Stücke in hauchdünne Scheiben schneiden.
2. Rucola waschen, trocken schütteln und die Blätter jeweils zweimal durchschneiden, dabei die Stiele entfernen.
3. Orangen mit einem Messer so schälen, dass dabei auch die innere weiße Haut entfernt wird. Das Fruchtfleisch scheibenweise um die flaumige Mitte herum abschneiden. Den mittleren Rest der Orange ausdrücken und den Orangensaft auffangen. Zwiebel schälen und in dünne Ringe schneiden, mit dem Orangensaft marinieren, leicht salzen.
4. Matjesfilets mit Fenchel, Rucola und Zwiebeln auf zwei Teller verteilen, mit Salz und Pfeffer würzen und mit Weizenkeimöl beträufeln. Walnusskerne mit der Hand zerbröseln und auf den Matjessalat streuen.

FENCHEL RICHTIG SCHNEIDEN

Meistens ist es gut, in der Küche mit scharfen Messern zu arbeiten – roher Fenchel schmeckt jedoch am besten, wenn man ihn mit einem etwas stumpfen Sägemesser schneidet, dabei werden nämlich viele Pflanzenzellen aufgerissen und die ätherischen Öle aus den Zellen strömen aus.

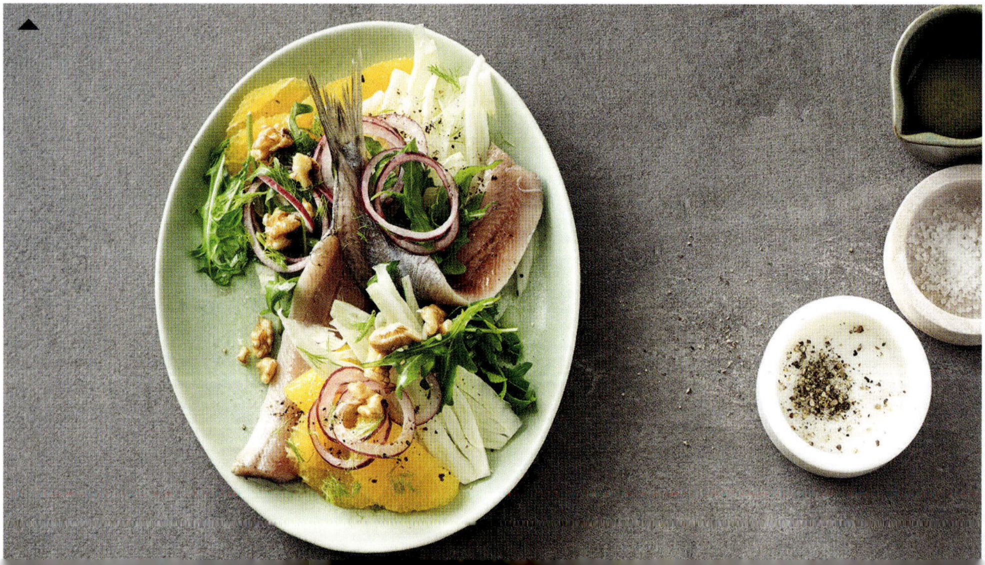

LACHS-CEVICHE MIT SPICY GUACAMOLE

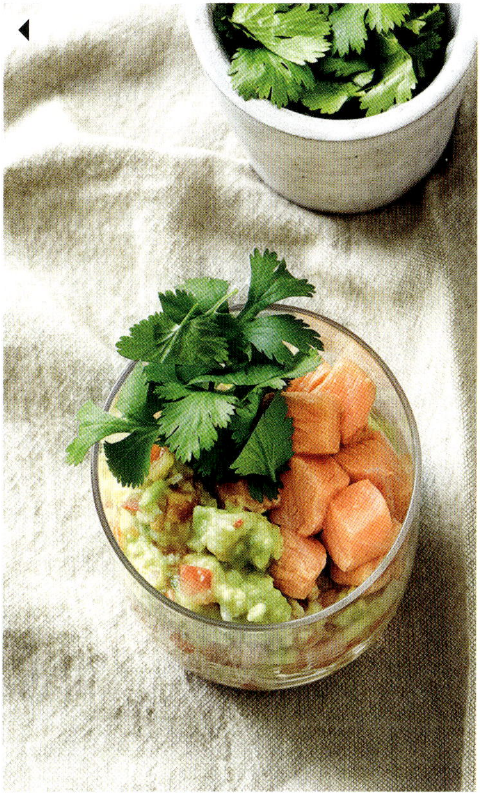

MIT ROHEM FISCH

250 g Bio-Lachsfilet ohne Haut und Gräten (ersatzweise Bio-Lachsforellenfilet) • 1 ½ Bio-Limetten • 2 EL Sojasauce • 1 reife Avocado • 1 Fleischtomate (250 g) • ½ Chilischote • 1 Schalotte • Salz • ½ TL Currypulver (z. B. Garam Masala) • ½ Bund Koriander (ersatzweise 2 Stängel Minze)

Für 2 Personen • 25 Min. Zubereitung • 20 Min. Marinieren
Pro Portion ca. 405 kcal, 28 g E, 25 g F, 11 g KH

1. Fischfilet in etwa 1 cm große Würfel schneiden. Limetten heiß waschen und abtrocknen. 1 TL Limettenschale fein abreiben. Limetten auspressen. Fischfilet mit dem Saft einer halben Limette und der Sojasauce marinieren.
2. Avocado halbieren und den Kern entfernen. Das Fruchtfleisch aus der Schale löffeln. Mit dem restlichen Limettensaft und der Limettenschale mischen und mit einer Gabel pürieren.
3. Tomate waschen und klein würfeln, dabei den Stielansatz entfernen. Chili halbieren, Kerne und Stiel entfernen, waschen und die Hälften klein hacken. Schalotte schälen und fein würfeln. Für die Guacamole alles mit der Avocadocreme locker mischen, mit Salz und Curry abschmecken.
4. Koriander waschen, trocken schütteln und grob hacken. Ceviche und Guacamole in vier Gläser verteilen und mit reichlich Koriander bestreuen.

SPEZIALITÄT AUS SÜDAMERIKA

Der Fisch soll nicht zu lange marinieren. Wenn Sie die Ceviche vorbereiten wollen, können Sie die Fischwürfel schon schneiden, aber erst 20 Minuten vor dem Servieren marinieren. Ceviche ist ein Gericht aus Südamerika, vor allem in Peru ist es populär: Roher Fisch wird in Zitronensaft mariniert und gewürfelt.

STECKERLFISCH-TERIYAKI

MIT FETTE-TOPSTAR MAKRELE

½ Zitrone • 2 EL Teriyakisauce • 2 EL helles Miso • 4 Makrelenfilets mit Haut, ohne Gräten (ca. 400 g) • 1 Stange Lauch (ca. 400 g) • 2 EL Leinöl (ersatzweise Hanfsamenöl) • Salz • Pfeffer • 1 Bund Radieschen • 1 EL geschälter Sesam
Außerdem: Schaschlikspießchen aus Holz • 1 rechteckige oder ovale Auflaufform

Für 2 Personen • 25 Min. Zubereitung
Pro Portion ca. 590 kcal, 45 g E, 38 g F, 10 g KH

1. Zitronenhälfte halbieren. Ein Viertel auspressen, das andere noch mal halbieren. Zitronensaft mit Teriyakisauce und Miso verrühren. Makrelenfilets trocken tupfen und mit der Teriyakimarinade in einen tiefen Teller geben.

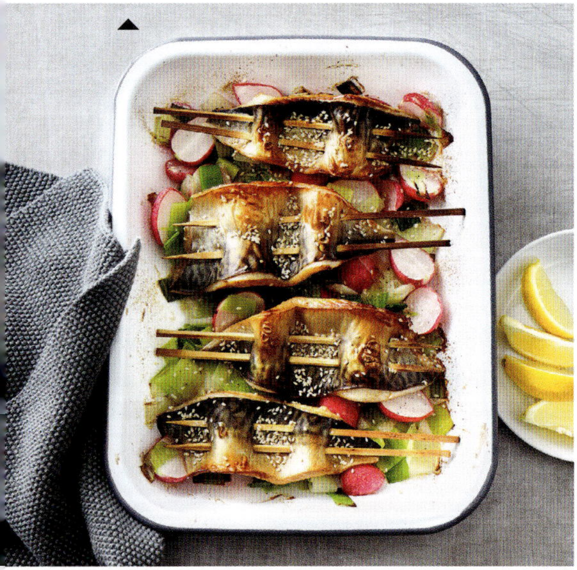

2. Lauch längs halbieren, gründlich waschen und welke Blätter entfernen. Den Lauch quer in fingerbreite Streifen schneiden und mit Leinöl und 3 EL Wasser zugedeckt 12 Min. dünsten, mit Salz und Pfeffer würzen, ab und zu umrühren.
3. Inzwischen die Radieschen waschen, halbieren und dabei die Blätter abschneiden.
4. Den Ofen auf 230° (besser: Umluftgrill 210°) vorheizen. Lauch und Radieschen in der Auflaufform verteilen. Makrelenfilets leicht gewellt auf jeweils zwei Grillspieße stecken und mit der Haut nach oben auf den Lauch legen. Die Fischspieße mit der Marinade beträufeln.
5. Alles auf der mittleren Schiene im Ofen in 5–6 Min. fertig garen. Das Steckerlfisch-Teriyaki kurz vor Schluss mit dem Sesam bestreuen. Auf zwei Teller verteilen und mit den Zitronenachteln servieren.

TERIYAKI-VARIANTE

Teriyaki ist eine japanische Grillmethode, bei der das Gargut vorher mariniert wird. Die wichtigsten Zutaten der Teriyakisauce oder -marinade sind Sojasauce, Sake und Zucker. Meine gesündere und besonders aromatische Variante eignet sich auch für den japanischen Teriyaki-Klassiker mit Bio-Lachs oder Bio-Lachsforellenfilet – beides jeweils ohne Haut und Gräten verwenden.

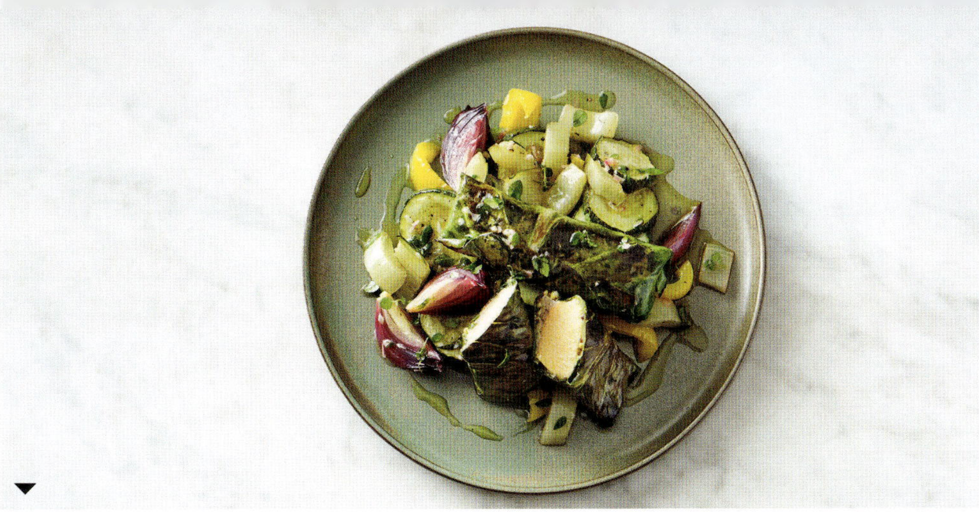

LACHSRÖLLCHEN MIT ANTIPASTIGEMÜSE

MIT FETTE-TOPSTAR BIO-LACHS

4 mittelgroße Mangoldblätter • 1 kleine gelbe Paprika • 1 Zucchino • 1 rote Zwiebel • 1 Knoblauchzehe • ½ Bund Thymian • 6 EL Olivenöl • Salz • Pfeffer • 1 Bio-Zitrone • 300 g Bio-Lachsfilet (ersatzweise Bio-Lachsforellenfilet) • 1 EL körniger Senf

Für 2 Personen • 25 Min. Zubereitung
Pro Portion ca. 620 kcal, 34 g E, 47 g F, 8 g KH

1. Mangoldblätter waschen, gut abtropfen lassen. Die Stiele abschneiden und quer in 1 cm breite Streifen schneiden. Paprika und Zucchino waschen und abtrocknen. Zucchino in 1 cm dicke Scheiben schneiden, Paprika halbieren, von Kernen und weißen Trennwänden befreien und in schmale Spalten schneiden. Zwiebel schälen und achteln. Knoblauch schälen und hacken. Thymian waschen, trocken schütteln und die Blättchen abzupfen.
2. Zwiebeln, Mangoldstiele und Paprika mit 2 EL Olivenöl 5 Min. sanft braten, Zucchini, Knoblauch und Thymian zugeben, mit Salz und Pfeffer würzen und in 5 Min. fertig garen. Die Zitrone heiß waschen und abtrocknen. Dann die Schale hauchdünn abschälen und hacken. Zitrone halbieren und auspressen. Das Gemüse mit 2 EL Zitronensaft ablöschen, in eine Schüssel geben und mit 2 EL kaltem Olivenöl marinieren.
3. Lachsfilet in 4 Streifen mit je ca. 7 cm Länge und 2 cm Breite schneiden. Die Streifen mit Zitronenschale, restlichem Saft und Senf marinieren.
4. Eine Pfanne erhitzen, die Mangoldblätter darin nacheinander je 1 Min. weich werden lassen, bis man sie gut rollen kann. Lachsstreifen jeweils auf ein Mangoldblatt legen, überstehende Seiten zur Mitte hin einschlagen und den Lachs fest einrollen. Lachsröllchen mit restlichem Öl ca. 3 Min. von allen Seiten goldbraun braten und mit dem marinierten Gemüse servieren.

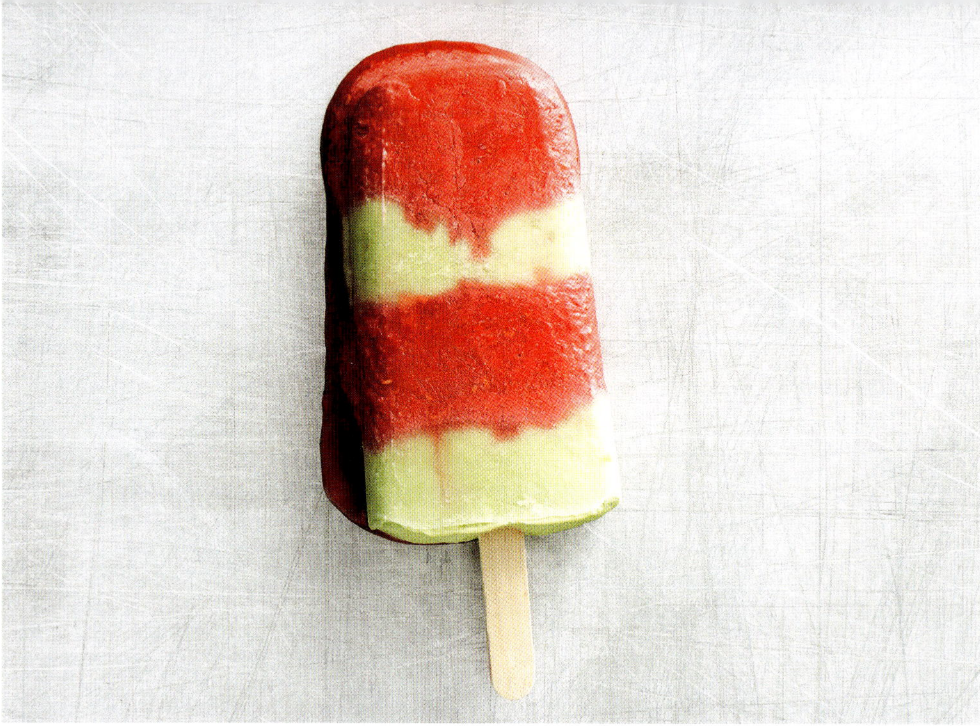

... UND AB UND ZU ETWAS SÜSSES

Ernähren Sie sich gesund, können aber auf Süßes einfach nicht verzichten? Kein Problem. Mit den süßen Kreationen in diesem Kapitel bewegen Sie sich im grünen Bereich: Avocado, Olivenöl, Nüsse und Kokosöl liefern hochwertige Fette, gesüßt wird sparsam mit Ahornsirup oder Erythrit (**siehe Seite 65**). Dieses natürliche Süßungsmittel hat keinen Einfluss auf den Stoffwechsel und die Ketose (**siehe Seite 11**). Da es in diesem Buch aber nicht um eine LCHF-Diät geht, können Sie ruhig ab und zu auch Ahornsirup verwenden, wenn Ihnen das lieber ist. Generell sollten Sie sich jedoch auch bei den gesunden süßen Rezepten etwas zurückhalten, wenn Sie gleichzeitig viele Fette zu sich nehmen, vor allem wenn Sie abnehmen möchten. Die Devise lautet: Ab und zu bewusst genießen!

AVOCADO-HIMBEER-POPS

VEGAN

150 g TK-Himbeeren • 200 g Kokosmilch (Dose) • ½ Limette • 1 kleine Avocado • 4 EL Erythrit
Außerdem: 6 Formen für Popsicles

Für 6 Popsicles • 10 Min. Zubereitung • 5 Std. Kühlen
Pro Stück ca. 95 kcal, 1 g E, 8 g F, 9 g KH

1. Die Himbeeren antauen lassen. Die Kokosmilch leicht erhitzen, damit sich die festen und flüssigen Teile wieder gut mischen.
2. Die Limette auspressen. Die Avocado halbieren, entkernen und das Fruchtfleisch aus der Schale lösen. 150 g davon abwiegen und mit 4 TL Limettensaft und der Hälfte der Kokosmilch cremig pürieren. Die Masse mit etwa 2 EL Erythrit abschmecken und noch einmal pürieren.
3. Die Himbeeren mit der zweiten Hälfte Kokosmilch pürieren. Ebenfalls etwa 2 EL Erythrit untermischen.
4. Die Avocadomasse abwechselnd mit dem Himbeerpüree in die Förmchen füllen, Stiele hineinstecken und die Popsicles im Tiefkühlfach ca. 5 Std. gefrieren lassen.

(siehe Foto Seite 96)

TIPP

Am besten bekommen Sie die gefrorenen Popsicles aus den Formen, wenn Sie über diese kurz heißes Wasser laufen lassen.

MOUSSE AU CHOCOLAT MIT AVOCADO

VEGAN

1 ½ reife Avocados • 1 Vanilleschote • 2 EL Ahornsirup (ersatzweise Erythrit) • 30 g dunkles Kakaopulver • 1 reifer süßer Pfirsich • 1 TL Mandelöl

Für 2 Personen • 10 Min. Zubereitung • 3 Std. Kühlen
Pro Portion ca. 305 kcal, 5 g E, 20 g F, 20 g KH

1. Avocados halbieren, entkernen und das Fruchtfleisch aus der Schale lösen. Vanilleschote längs aufschlitzen und das Mark herauskratzen.
2. Avocado mit Vanillemark, Ahornsirup und Kakaopulver im Mixer fein pürieren. Abschmecken und eventuell nachsüßen.
3. Die Mousse au Chocolat in zwei Dessertschalen füllen und mind. 3 Std. im Kühlschrank kalt stellen.
4. Den Pfirsich waschen, halbieren und entkernen. Das Fruchtfleisch in Scheiben schneiden. Die Mousse au Chocolat vor dem Servieren mit den Pfirsichscheiben garnieren und mit Mandelöl beträufeln.

DAS RICHTIGE KAKAOPULVER

Achten Sie für eine köstliche und gesunde Mousse unbedingt darauf, dunkles Kakaopulver, das nur schwach entölt ist, zu kaufen. Denn das bedeutet, dass noch 20 Prozent der sehr aromatischen Kakaobutter in dem Pulver stecken.

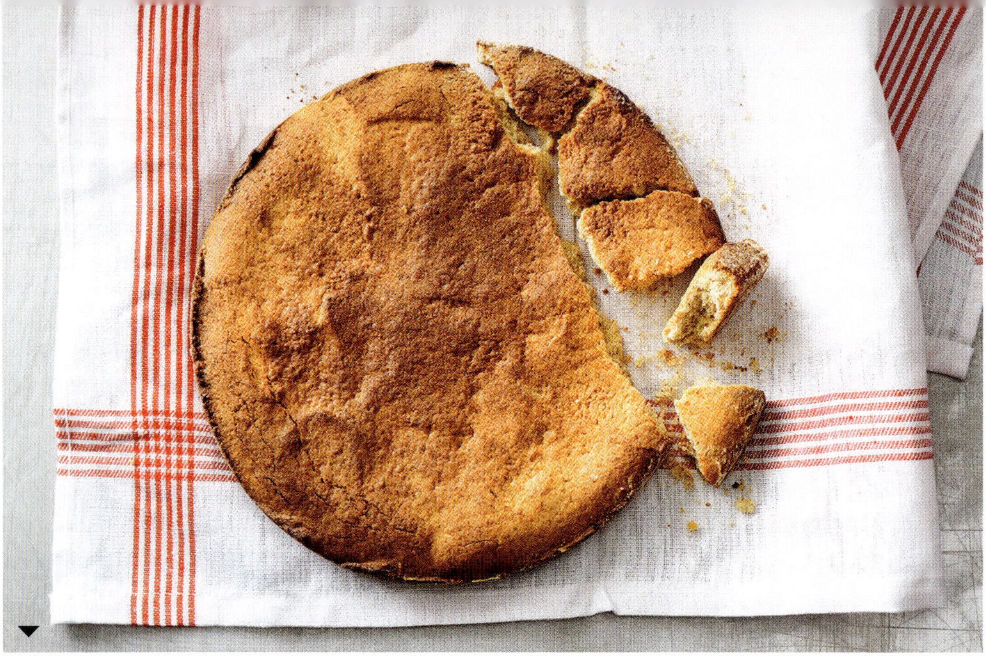

HONIG-MANDEL-KUCHEN MIT OLIVENÖL

VEGETARISCH

175 g Mandeln • 2 Eier (M) • 125 ml Olivenöl • 100 g Honig • 200 g Maismehl
Außerdem: 1 Tarte- oder Springform (ca. 26 cm Ø) • 1 EL Olivenöl für die Form

Für 1 Kuchen (12 Stücke) • 15 Min. Zubereitung • 20 Min. Backen
Pro Stück ca. 280 kcal, 5 g E, 20 g F, 18 g KH

1. Den Backofen auf 180° (Umluft) vorheizen. Mandeln in einer Nussmühle oder im Blitzhacker fein zerkleinern.
2. Eier aufschlagen und mit Olivenöl und Honig mit einem Rührgerät weiß-schaumig schlagen. Dann 175 g Maismehl und die Mandeln unterheben.
3. Die Form mit Olivenöl einfetten und mit dem übrigen Maismehl bestäuben. Den Teig einfüllen und glatt streichen. Den Kuchen im Ofen auf der zweituntersten Schiene ca. 20 Min. backen.
4. Honig-Mandel-Kuchen grob in Stücke brechen und servieren.

DAS PASST DAZU

Zu dem supernussigen Bröselkuchen passen geschlagene Sahne und frische Früchte oder Kirschkompott sehr gut. Für das Kompott je 2 EL Zucker und Wasser in einem kleinen Topf hellbraun einkochen. Mit dem Saft einer Orange ablöschen, 1 EL geriebene Orangenschale zugeben und alles auf ein Drittel der Menge einkochen lassen. Zum Schluss etwa 300 g Kirschen ohne Stein in die heiße Flüssigkeit geben, alles abkühlen lassen und fertig!

ROHE LIMETTEN-HIMBEER-TORTE

VEGAN

Für den Boden: 100 g Walnusskerne • 100 g weiche Datteln • 1 EL Chia-Samen
Für die Füllung: 225 g Cashewkerne • 2 Bio-Limetten • 6 EL Mandeldrink • 6 EL Ahornsirup • 90 g Kokosöl • ½ TL gemahlene Vanille • Salz • 250 g Himbeeren
Außerdem: 1 Springform (ca. 15 cm Ø)

Für 1 Torte (12 Stücke) • 25 Min. Zubereitung • 6 Std. Einweichen • 2 Std. Kühlen • 20 Min. Antauen
Pro Stück ca. 295 kcal, 5 g E, 22 g F, 15 g KH

1. Die Cashewkerne mind. 6 Std. in Wasser einweichen, am besten über Nacht.
2. Für den Boden die Walnüsse in einen Universalzerkleinerer geben. Die Datteln grob hacken und ebenfalls zugeben. Alles zusammen mit den Chia-Samen zerkleinern und dann zu einer Art Teig verkneten.
3. Die Springform mit Backpapier auslegen. Den Teig auf dem Boden verteilen und leicht andrücken. Die Form in den Kühlschrank stellen.
4. Für die Füllung die Limetten heiß abwaschen, abtrocknen und die Schale fein abreiben. 1 Limette halbieren und auspressen. Die eingeweichten Cashews mit kaltem Wasser abspülen und mit Mandeldrink, Ahornsirup, Kokosöl, Vanille, 1 Prise Salz, 3 EL Limettensaft und etwas Limettenabrieb (nach Geschmack, einen Teil für die Garnitur aufheben) in einem Blender oder Hochleistungsmixer zu einer cremigen Masse verarbeiten.
5. Die Cashewcreme auf dem Tortenboden verteilen und glatt streichen. Mind. 2 Std. tiefkühlen, bis die Creme fest ist. Zum Servieren 15–20 Min. antauen lassen. Himbeeren waschen und die Torte mit Beeren und restlichem Limettenabrieb garnieren.

FÜR ÜBERRASCHUNGSGÄSTE

Diesen Dessertklassiker der roh-veganen Küche können Sie sehr gut vorbereiten. Wenn Sie den Kuchen in Stücke schneiden, sobald die Creme fest gefroren ist, und die Stücke danach sofort wieder einzeln ins Tiefkühlgerät geben, können Sie den Kuchen portionsweise nach Bedarf genießen.

◀

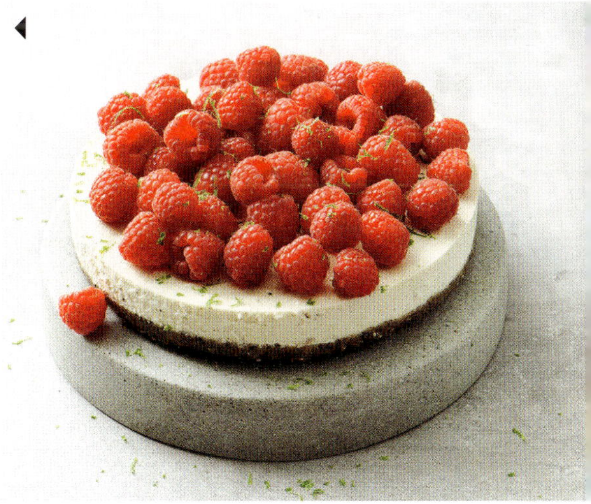

MANGO-ERDBEER-CARPACCIO MIT NUSS

VEGETARISCH

20 g Macadamianusskerne (ungesalzen) • 1 EL Weidebutter • 1 TL Ahornsirup • ½ Zitrone • 1 EL Macadamiaöl • 1 EL Mandelöl • Salz • ½ Mango • 200 g Erdbeeren • 1 Stängel Zitronenmelisse

Für 2 Personen • 20 Min. Zubereitung
Pro Portion ca. 300 kcal, 2 g E, 23 g F, 16 g KH

1. Macadamias in einer Pfanne ohne Öl rösten, Butter und Sirup zugeben und die Nüsse glasieren. Dann kalt werden lassen und fein hacken.
2. Die Zitrone auspressen. Den Saft mit den Ölen, 1 Prise Salz und Nüssen mischen.
3. Die Mango schälen, entkernen und das Fruchtfleisch in dünne Scheiben schneiden. Erdbeeren waschen, putzen und ebenfalls in Scheiben schneiden. Die Melisse waschen, trocken schütteln und einige Blättchen abzupfen.
4. Mango- und Erdbeerscheiben auf zwei Tellern fächerartig anrichten. Dann das Dressing darübergeben und das Carpaccio mit Melisse garnieren.

▲

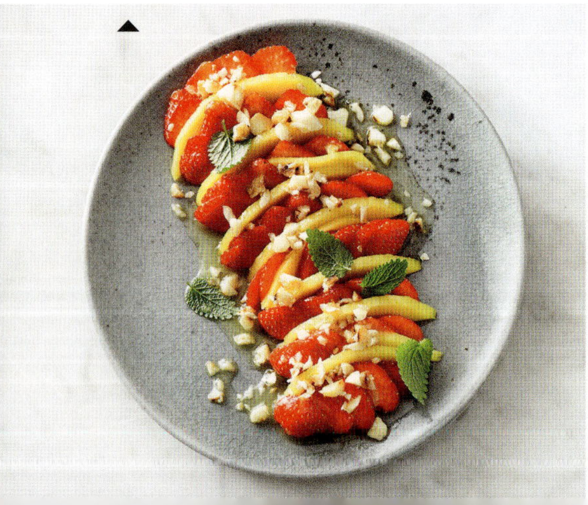

WALNUSS-COOKIES

VEGETARISCH

100 g Weidebutter • 300 g Mandelmehl • 1 TL Backpulver • ½ TL Salz • 100 g Erythrit • 50 g dunkle Schokolade (mind. 70 % Kakaogehalt) • 75 g Walnusskerne • 1 TL gemahlene Vanille • 2 Eier

Für 20 Cookies • 15 Min. Zubereitung • 15 Min. Backen
Pro Stück ca. 140 kcal, 8 g E, 10 g F, 8 g KH

1. Den Backofen auf 180° (Umluft) vorheizen. Die Butter auf Zimmertemperatur erwärmen. Das Mandelmehl in einer großen Schüssel mit dem Backpulver, Salz, Erythrit und der Butter mischen.
2. Schokolade und Walnüsse grob hacken. In einer Schüssel mit Vanille mischen. Die Eier aufschlagen und untermischen.
3. Die Eiermasse zu den anderen Zutaten geben und alles zu einem Teig kneten.
4. Ein Backblech mit Backpapier auslegen und mit einem Esslöffel ca. 20 Teighäufchen auf das Papier setzen, eventuell brauchen Sie ein zweites Blech.
5. Die Cookies auf der mittleren Schiene ca. 15 Min. backen, der Rand der Kekse soll gebräunt sein. Auf einem Kuchengitter auskühlen lassen.

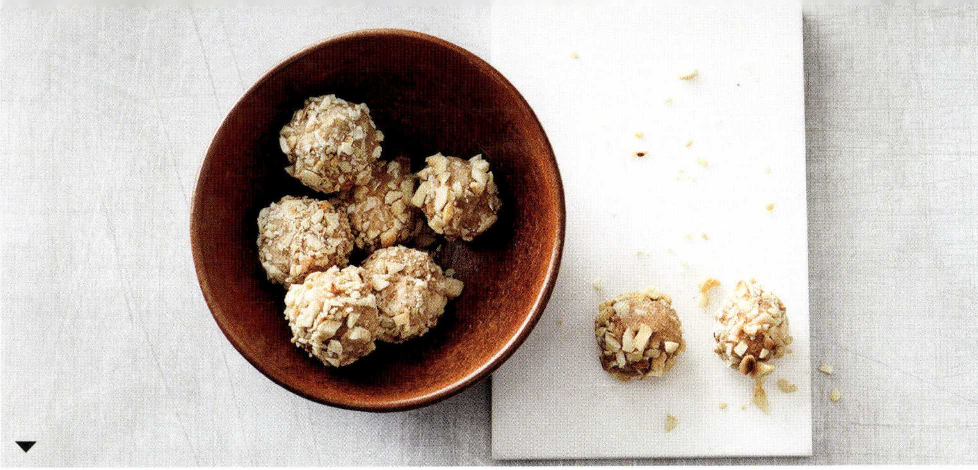

KOKOS-CHAI-TRÜFFEL

VEGAN

2 EL Kokosöl • 4 EL Kokosmus • 1 EL Mandelmus • 2 EL Kokosraspel • Salz • 1 TL gemahlenes Chai-Gewürz • ¼ TL gemahlene Vanille • 2 EL Erythrit • 2 EL Mandeln

Für 15 Stück • 20 Min. Zubereitung • 1 Std. Kühlzeit
Pro Stück ca. 100 kcal, 1 g E, 9 g F, 2 g KH

1. Das Kokosöl und das Kokosmus leicht schmelzen lassen. Dann mit dem Mandelmus in eine Schüssel geben und alles gut miteinander vermengen.
2. Kokosraspel, 1 Prise Salz, Chai-Gewürz und Vanille unter die Kokosmasse mischen und alles mit Erythrit süßen. Die Mischung ca. 30 Min. im Kühlschrank nur so fest werden lassen, dass sie sich noch gut formen lässt. Zwischendurch einmal aus dem Kühlschrank nehmen und kurz durchkneten.
3. Die Mandeln in einer beschichteten Pfanne ohne Fett ca. 3 Min. rösten, dabei immer wieder umrühren. Dann kurz abkühlen lassen und im Blitzhacker, einer Nussmühle oder einem Blender grob mahlen.
4. Die Trüffelmasse aus dem Kühlschrank nehmen, mit einem Teelöffel 15 Portionen abstechen und daraus Kugeln formen. Diese jeweils in den gemahlenen Mandeln wälzen. Zwischendurch am besten ab und zu die Hände waschen, damit die Masse nicht an ihnen kleben bleibt.
5. Die Trüffel im Kühlschrank in mind. 30 Min. wieder fest werden lassen.

CHAI-GEWÜRZ

Chai ist das Hindiwort für Tee, also eigentlich handelt es sich hierbei um eine indische Gewürzmischung für Tee. Fester Bestandteil der meisten Mischungen sind Kardamom, Nelken, Fenchelsamen, Anis, Ingwer und Zimt. Statt mit Chai-Gewürz können Sie die Trüffel aus diesem Rezept auch mit Zimtpulver oder etwas Kardamom würzen. Gekühlt sind sie etwa zwei Wochen haltbar.

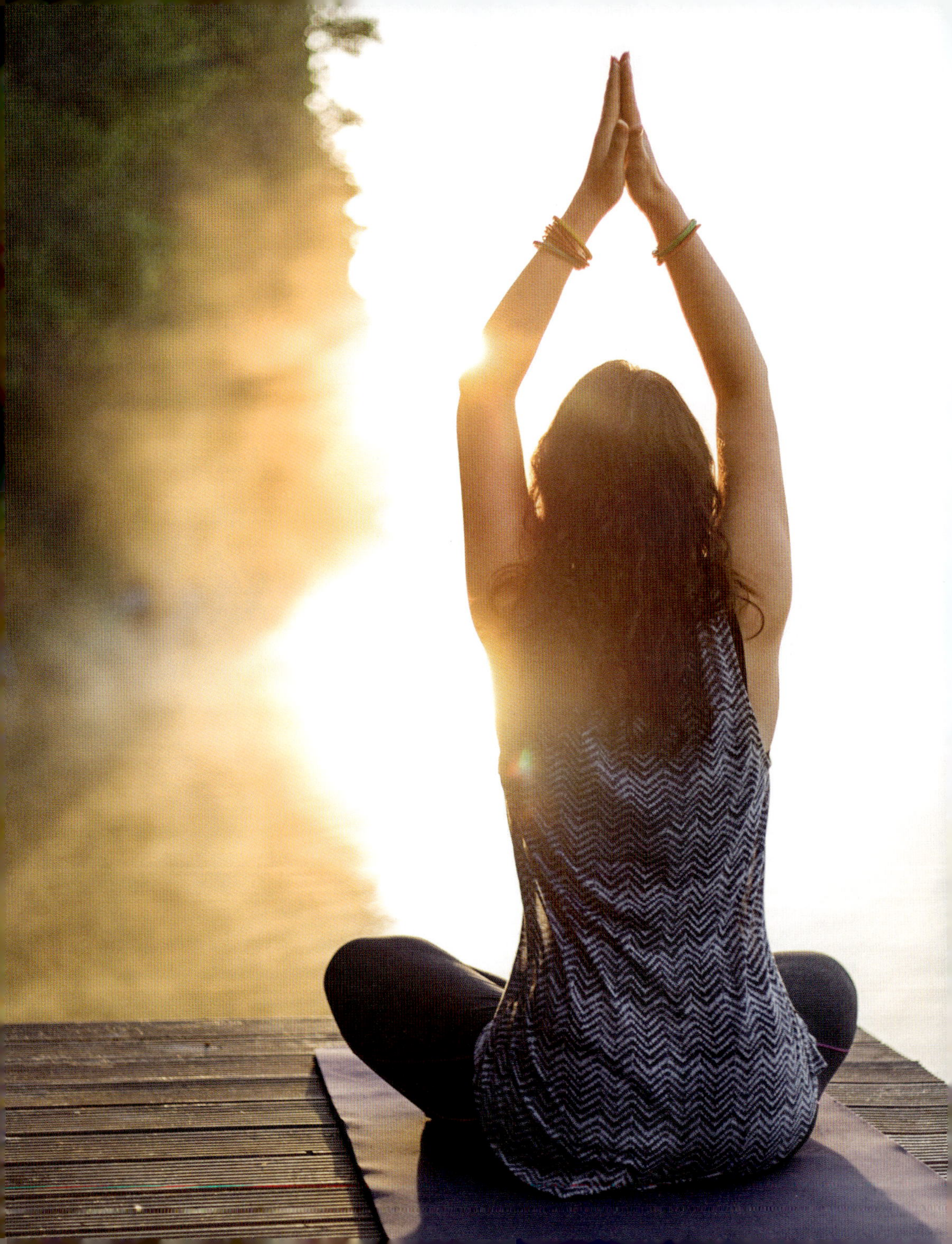

BESSER LEBEN: GESUND, FIT UND ENTSPANNT

Die richtige Ernährung mit gesunden Fetten, guter Schlaf, frische Luft, Bewegung und Entspannung – alles hängt mit allem zusammen. Drücken Sie die Resettaste und starten Sie in ein neues Leben voll Gelassenheit und Wohlbefinden.

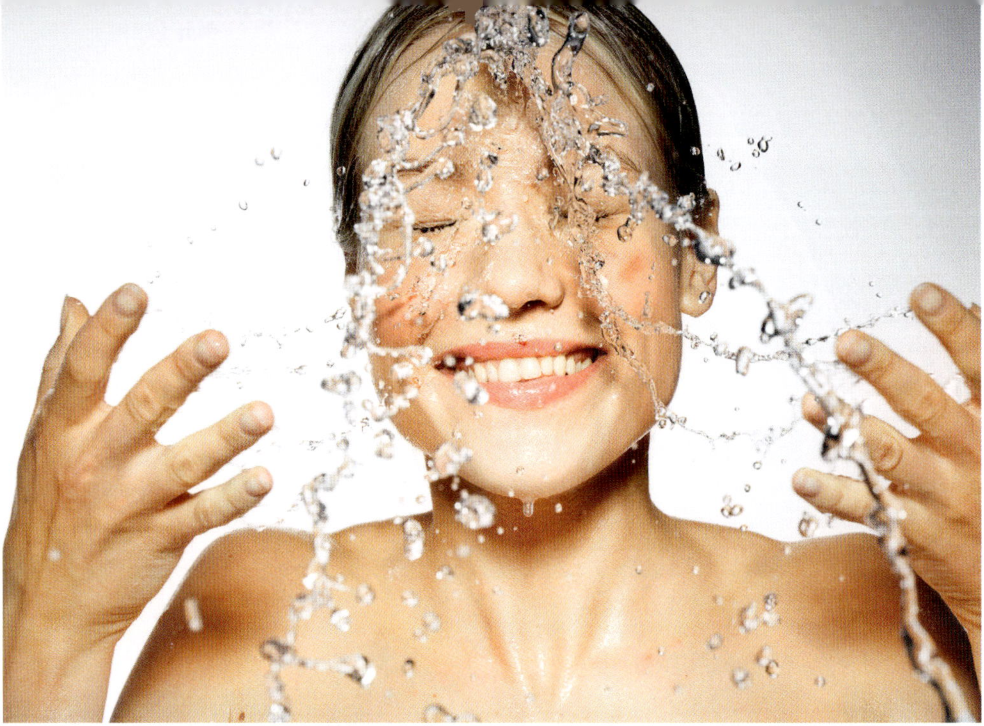

RESET FÜR MEHR ENERGIE, FITNESS & GESUNDHEIT

Profitieren Sie von den positiven Wirkungen gesunder Fette auf Körper und Geist und probieren Sie die folgenden Tipps und das 3-Wochen-Programm aus. In dieser Zeit werden Sie nicht nur Ihre Ernährung sanft umstellen, sondern auch viele Tricks kennenlernen, die Ihnen zu mehr Gesundheit, mehr Fitness, Leistungsfähigkeit, Zufriedenheit und zu einem besseren Körpergefühl verhelfen. Dabei geht es nicht nur ums Essen mit gesunden Fetten, sondern auch ums Fasten, um Schlaf und Entspannung, um Bewegung, um die Wirkung von kaltem Wasser auf unsere Zellen und die Bedeutung einer individuellen Morgenroutine. Lassen Sie sich inspirieren, Ihre Gesundheit und Ihr Leben positiv zu gestalten. Drücken Sie auf die Resettaste und starten Sie neu durch!

ERNÄHRUNG

Egal, ob Sie mit dem 3-Wochen-Programm nur mal in einen gesünderen Lebensstil hineinschnuppern möchten oder aber Ihre Ernährung und Ihre Art zu leben langfristig umstellen wollen, brechen Sie nichts vom Zaun. Ihr Organismus und auch Ihre Psyche brauchen etwas Zeit für Veränderungen. Gewöhnen Sie sich Ihrer Verdauung zuliebe allmählich an eine Kost mit vielen gesunden Fetten. Und machen Sie es Ihrem inneren Schweinehund etwas leichter, indem Sie Ungesundes wie Weißmehl, Industriezucker, Fast Food, Fertigprodukte und Alkohol nicht von heute auf morgen und auf einmal weglassen. Streichen Sie jeden Tag einen weiteren dieser Übeltäter von Ihrem Speiseplan. Auch Rauchen ist kontraproduktiv. Trinken Sie viel stilles Wasser – das unterstützt nicht nur den Stoffwechsel bei seiner Arbeit, sondern füllt auch den Magen und dämmt dadurch das Gefühl, etwas essen zu wollen. Weil es in diesem Buch nicht um eine Low-Carb-High-Fat-Diät geht, sondern um eine auf Dauer alltagstaugliche gesunde Ernährung mit wertvollen Fetten, sind alle Gemüsesorten erlaubt. Essen Sie viel Gemüse in jeder Form.

Jede Woche planen

Eine gute Möglichkeit, langfristig den Stoffwechsel umzustellen und das Gewicht zu halten, ist Intervallfasten (**siehe Seite 106**). Probieren Sie es einmal aus – Sie werden vermutlich überrascht sein, wie leicht diese modifizierte Art des Fastens fallen kann. Eine praktische Methode, den Essensalltag einfacher zu gestalten, ist es auch, ihn genau zu planen: Überlegen Sie am Wochenende, was Sie in der kommenden Woche essen möchten. Kaufen Sie, wenn möglich, schon alle Lebensmittel für Ihren wöchentlichen Speiseplan ein und achten Sie dabei auf die Qualität der Nahrungsmittel. Wählen Sie so oft es geht Bioqualität sowie regionale und saisonale Produkte.

VORBEREITET DURCH MEAL PREP

Nutzen Sie ein oder zwei ruhige Stunden am Wochenende, um einige Basics vorzubereiten, die Sie dann in der stressigen Arbeitswoche nur noch aus dem Kühlschrank nehmen müssen und etwas ergänzen können: Kochen Sie Quinoa oder Reis vor, putzen Sie Salat, schneiden Sie Gemüse vor, mixen Sie eine Flasche Salatdressing, bereiten Sie eine Schüssel Hummus zu und kochen Sie einen großen Topf Suppe. Es gibt viele Möglichkeiten des Meal Prep, wie das gute alte Vorkochen heute genannt wird.
Die Vorteile: Entlastung in der Arbeitswoche und immer gesunde Gerichte auf Vorrat, was den gedankenlosen Griff zu Tiefkühlpizza und Co. verhindert. Denken Sie dabei an genügend Platz im Kühlschrank und besorgen Sie sich luftdicht verschließbare, stapelbare Behälter für die vorbereiteten Schätze, um deren Vitamine und Nährstoffe auch über ein paar Tage hinweg bestmöglich zu erhalten.

INTERVALLFASTEN

Eine uralte Methode, seinen Körper von Giftstoffen zu befreien und gleichzeitig den Stoffwechsel und die Erneuerung der Zellen anzukurbeln, ist das Fasten.
Wie bei der LCHF-Diät (**siehe Seite 11**) kommt der Körper beim Fasten in die Ketose, bezieht also seine Energie aus den Fettreserven statt aus Kohlenhydraten beziehungsweise Glukose. Neben dem traditionellen Heilfasten wird das sogenannte Intervallfasten oder Intermittierende Fasten immer beliebter, weil es viel leichter in den Alltag einzubauen ist: Gefastet wird nur in einem bestimmten Zeitfenster. Am bekanntesten sind die Varianten 16:8 und 5:2. Bei der ersten Variante wird 16 Stunden am Tag gefastet, in den verbleibenden 8 Stunden dann gegessen. Bei Variante zwei nehmen Sie an zwei aufeinanderfolgenden Tagen nur 600 Kalorien zu sich, an den anderen fünf Tagen der Woche essen Sie wie gewohnt.

Die 16:8-Methode

Diese Variante ist für die meisten Menschen am leichtesten umzusetzen. Schließlich fasten wir sowieso jede Nacht während des Schlafens ein bisschen. In den ersten acht Stunden nach dem Essen ist der Körper damit beschäftigt, zu verdauen und Nährstoffe aufzunehmen. Erst nach diesen acht Stunden beginnt das eigentliche Fasten. Es geht also darum, den Zeitraum des Nichtessens zu verlängern. Wenn Sie die Zeitspanne für Ihre Mahlzeiten auf acht Stunden oder weniger am Tag beschränken, halten Sie den Zustand des Fastens aufrecht und Ihre innere Fettverbrennungsmaschine läuft. Wann genau die Fastenphase eingelegt wird, kann individuell unterschiedlich sein. Da der Körper morgens schon im Fastenmodus ist, lassen viele Menschen das Frühstück ausfallen oder schieben es nach hinten. Besonders für diejenigen, die morgens keinen Hunger haben, ist das wohl die beste Methode. Sie nehmen dann zum Beispiel erst um 11.00 Uhr ein Frühstück zu sich, essen dann gegen 16.00 Uhr ein spätes Mittagessen und danach nichts mehr. Oder Sie essen um 12.00 Uhr zu Mittag und um 18.00 Uhr ein frühes Abendessen.

FRÜHSTÜCK WEGLASSEN

Welches Intervall für Sie am besten funktioniert, müssen Sie selbst herausfinden. Wichtig ist, wirklich nur in einem Zeitraum von acht Stunden zu essen. In dieser Zeit können Sie ganz normal essen, was Sie wollen. Sogar ein Glas Wein ist erlaubt. Allerdings sollten Sie keine größeren Portionen zu sich nehmen als gewohnt. Und natürlich empfiehlt sich generell eine ausgewogene, gesunde und pflanzenbasierte Kost – ganz speziell aber, wenn Sie mit Intervallfasten abnehmen möchten. Achten Sie auch darauf, mindestens vier Stunden Pause zwischen den Mahlzeiten einzuhalten, damit der Blutzuckerspiegel nicht ansteigt. Während der Fastenphase dürfen Sie Wasser und alle Arten von Tee zu sich

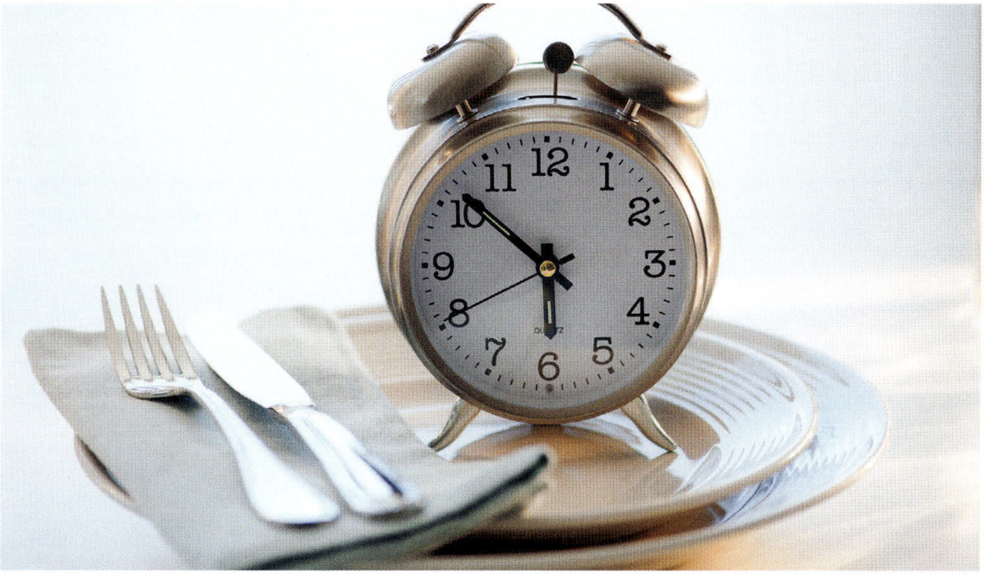

Stundenweise Fasten: Beim Intervallfasten bekommt der Körper Zeit zum Fettabbau und Entgiften.

nehmen, auch Kaffee ist erlaubt, vorausgesetzt, Sie trinken ihn ohne Milch und Zucker. Wenn Ihnen 16 Stunden Fasten schwerfallen, können Sie es zunächst mit 12 Stunden versuchen, dann mit 14 Stunden. Wenn es gut läuft, dürfen Sie die Fastenphase aber auch verlängern. Manche Menschen kommen auf bis zu 20 Fastenstunden. Genauso flexibel können Sie es mit der Häufigkeit Ihres Intervallfastens halten. Jeden Tag fasten fällt Ihnen schwer? Am Wochenende sind Sie auf eine Party eingeladen? Kein Problem. Schon ein oder zwei Tage pro Woche sind wirkungsvoll. Und wenn Sie merken, es tut Ihnen gut, fasten Sie bestimmt bald öfter.

Was passiert beim Intervallfasten?

Bei einer Diät und auch beim Heilfasten passt sich der Körper an die verringerte Energiezufuhr an und senkt seinen Verbrauch. Das führt hinterher oft zum gefürchteten Jo-Jo-Effekt. Beim Intervallfasten passiert das nicht, weil der Körper nur vorübergehend zu wenig Nahrung bekommt. Die Fastenperioden sind aber so lang, dass der Körper in den Modus der Fettverbrennung umschaltet. Dadurch kommt auch ein zelluläres Entgiftungsprogramm in Gang. Enzyme beseitigen unbrauchbare Zellen oder recyceln sie. Dieses körpereigene Selbstreinigungsprogramm verhindert Entzündungen und damit viele Krankheiten.

Vorteile des Fastens

Fasten hat zahlreiche positive Wirkungen auf unsere Gesundheit. Probieren Sie es aus. Die wichtigsten Pluspunkte regelmäßiger Fastenzeiten sind:

- Gewichtsverlust ohne Hunger
- Stabiler Blutzuckerspiegel
- Verbesserte Wirksamkeit von Insulin. Das Hormon hilft dem Körper beim Verarbeiten von Zucker und Fett
- Senkung des Blutdrucks und der Cholesterinwerte
- Steigerung der Hirnfunktion und der Stimmung
- Freiwerden von Wachstumshormonen, die das Muskelwachstum und die Fettverbrennung fördern
- Weniger freie Radikale, was den Alterungsprozess bremst
- Weniger Entzündungen
- Geringeres Krebsrisiko

NICHT FASTEN DÜRFEN ...

- Schwangere und stillende Mütter
- Kinder und Jugendliche
- Sehr alte Menschen
- Menschen mit Untergewicht
- Menschen mit Essstörungen

Diabetiker, Menschen mit niedrigem Blutdruck oder mit chronischen Krankheiten sollten ihren Arzt fragen, bevor sie sich entscheiden, mit dem Fasten anzufangen.

SCHLAF

Ein wahres Wundermittel für unser Wohlbefinden ist Schlafen. Guter, erholsamer, ausreichender Schlaf lässt uns ausgeruht, konzentriert und voller Energie in den Tag starten: Während wir schlafen, finden im Körper wichtige Wartungsarbeiten statt, vor allem im Gehirn sind die Mitochondrien aktiv und entsorgen dort sozusagen zellulären Müll. Der Stoffwechsel wird angekurbelt, Muskeln werden auf- und Fett wird abgebaut. Im Schlaf wird jede einzelne Zelle regeneriert, Schlaf hält uns gesund, schlank und fit und lässt uns länger leben. Die meisten Menschen brauchen sieben bis acht Stunden Schlaf. Weniger als sechs oder mehr als neun Stunden sind für die meisten von uns nicht gesund.
Dennoch hat Schlafen in unserer modernen Rund-um-die-Uhr-Gesellschaft mit ihren ständigen Aktivitäten meist einen geringen Stellenwert. Manche Menschen rühmen sich sogar damit, nur wenig Schlaf zu brauchen. Gleichzeitig fühlen sich viele ständig unausgeschlafen. Doch es gibt Techniken, die zu tiefem, gesundem Schlaf verhelfen.

Besser schlafen

- Versuchen Sie Ihre Schlafenszeiten Ihrem Chronotypen anzupassen. Sind Sie eine Lerche oder eine Eule? Wenn Sie gerne früh aufstehen, gehen Sie am besten auch früh am Abend schlafen. Wenn Sie eine Nachteule sind, versuchen Sie nicht zu sehr dagegen anzukämpfen oder gewöhnen Sie sich behutsam um, wenn Sie zwingend früh aufstehen müssen. Was hilft: Gehen Sie täglich zur gleichen Zeit schlafen und stehen Sie morgens zur gleichen Zeit auf.

- Tanken Sie vorzugsweise morgens mindestens 20 Minuten Sonnenlicht. Das hilft, den Schlafzyklus zu regulieren.
- Trinken Sie tagsüber viel Wasser, aber nicht mehr, kurz bevor Sie ins Bett gehen. Trinken Sie nach 15.00 Uhr keine koffeinhaltigen Getränke mehr, wenn Sie darauf empfindlich reagieren.
- Essen Sie Ihre letzte Mahlzeit des Tages vier Stunden vor dem Schlafengehen. Vermeiden Sie zu üppiges Essen am Abend und zu viel Alkohol. Mehr als ein Glas Bier oder Wein sollte es nicht sein.
- Reduzieren Sie Kunstlicht am Abend. Schauen Sie mindestens ein bis zwei Stunden vor dem Schlafengehen nicht mehr auf Bildschirme, deren blaues Licht unsere Melatoninproduktion hemmt. Wenn Sie am Abend nicht auf Ihre digitalen Geräte verzichten können, laden Sie sich Blaulicht reduzierende Computerprogramme auf Ihre Geräte (z. B. die kostenlose App f-lux, **siehe Seite 123**) oder besorgen Sie sich eine Blaulichtschutzbrille. Generell ist es ratsam, am Abend Kunstlicht zu dimmen.
- Schalten Sie über Nacht den WLAN-Router aus. Verbannen Sie elektronische Geräte aus dem Schlafzimmer.
- Betreiben Sie keinen anstrengenden Sport vor dem Schlafengehen. Dadurch wird das sympathische Nervensystem zu sehr angeregt. Besser: ein kleiner Abendspaziergang, Hatha-Yoga oder Stretching.
- Gestalten Sie Ihr Schlafzimmer übersichtlich und mit ruhigen Farben. Lassen Sie alles weg, was Sie vom Schlafen ablenkt, etwa Fernsehgerät oder Schreibtisch.
- Investieren Sie in eine gute Matratze. Lüften Sie vor dem Zubettgehen oder schlafen Sie bei geöffnetem Fenster. Die beste Schlaftemperatur liegt zwischen 16 und 18 Grad Celsius.
- Schlafen Sie im Dunkeln! Bereits wenig Licht hemmt die Produktion unseres Schlafhormons Melatonin. Also dunkeln Sie Ihre Fenster mit lichtundurchlässigen Jalousien oder Vorhängen ab. Schalten Sie Standby-Leuchten in Hotels ab oder verhängen

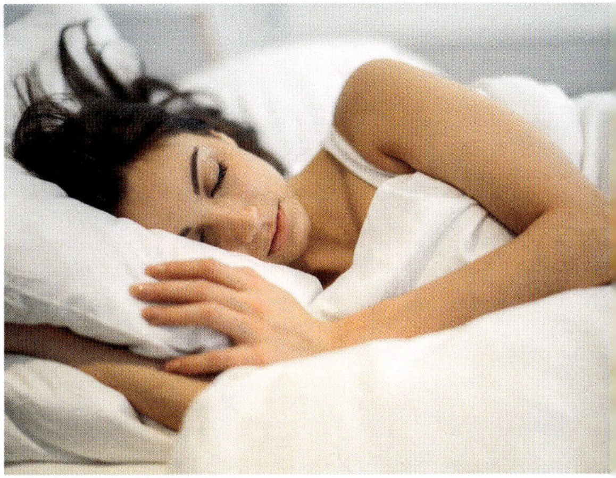

Fit und schlank im Schlaf – während wir schlafen, wird in unserem Körper aufgeräumt.

Sie sie mit einem Tuch. Auf Reisen hilft auch eine Schlafmaske.

- Nehmen Sie Tryptophan zu sich. Aus dieser Aminosäure baut der Körper den schlaffördernden Stoff Serotonin. Eine Extraportion Tryptophan steckt beispielsweise in Honig, Nüssen und Bananen.
- Trinken Sie Kräutertee. Beruhigend wirken Baldrian, Melisse, Hopfen, Johanniskraut oder Passionsblume. Oder geben Sie abends zur Entspannung zwei bis drei Tropfen ätherisches Lavendel- oder Zirbenöl aufs Kopfkissen.

ATEMÜBUNG ZUM EINSCHLAFEN

- Hände auf den Bauch legen und beim Einatmen spüren, wie die Handflächen sich heben. Ausatmen und den Bauch weich werden lassen. Fünf Mal wiederholen.
- Nun die linke Hand hoch auf den Brustkorb schieben. Beim Einatmen zuerst den Bauch, dann den Brustkorb bis zur linken Hand gut mit Luft füllen. Drei bis fünf Mal wiederholen.
- Jetzt beim Einatmen bis vier und beim Ausatmen bis sechs zählen. Drei Mal wiederholen. Dann beim Einatmen bis vier, beim Ausatmen bis acht zählen. Auch dies drei Mal wiederholen.

ENTSPANNUNG

Was Schlaf, Wohlbefinden und Gesundheit sehr beeinträchtigen kann, ist Stress. Die täglichen Anforderungen und eine immer größere Reizüberflutung führen bei vielen Menschen zu Erschöpfung. Sie fühlen sich gestresst – psychisch und physisch. Der Körper schüttet dann Stresshormone aus, die unsere Zellfunktionen stören. In der Folge essen wir zu viel, schlafen zu wenig und verbrennen weniger Fett. Deshalb ist es wichtig, regelmäßig zu entspannen. Am besten planen Sie jeden Tag eine bestimmte Zeit dafür ein. Es gibt ganz verschiedene Möglichkeiten, zu mehr Ausgeglichenheit und Zufriedenheit zu gelangen. Probieren Sie aus, was für Sie am besten funktioniert.

Tipps für mehr innere Balance

- Machen Sie Yoga, Qigong oder Tai Chi.
- Meditieren Sie.
- Nehmen Sie ein heißes Bad.
- Praktizieren Sie die Tiefenatmung (**siehe Tipp auf dieser Seite**).
- Entspannen Sie in der Sauna.
- Gehen Sie im Grünen spazieren und genießen Sie die frische Luft.
- Spielen Sie mit Ihren Kindern.
- Lachen Sie herzhaft und ausdauernd.
- Tanzen Sie zu lauter Musik.
- Üben Sie Achtsamkeit: Beobachten Sie Ihre Umwelt, hören Sie genau hin. Benutzen Sie alle Ihre Sinne bei dem, was Sie gerade tun.

DIE HALBE KERZE

Diese einfache Yogaübung (Viparita Karani) dient vor allem der Entspannung der Beine. Sie erfrischt, regeneriert, wirkt hormonell ausgleichend, stärkt die Immunkraft und beruhigt das Nervensystem.

- Legen Sie ein dickes Kissen oder eine mehrfach gefaltete Decke vor eine Wand und setzen Sie sich seitlich zur Wand darauf. Neigen Sie nun den Oberkörper zum Raum, stellen Sie die Hände hinter dem Rücken auf und legen Sie ein Bein nach dem anderen gegen die Wand.
  Das Becken soll etwa 10 Zentimeter von der Wand entfernt sein. Die Fußsohlen zeigen zur Decke. Legen Sie nun den Oberkörper auf den Boden ab.
- Breiten Sie die Arme seitlich entspannt auf dem Boden aus. Die Handflächen sollen zur Decke zeigen. Schließen Sie nun die Augen und atmen Sie tief in den Bauch ein und aus. Geben Sie mit jeder Ausatmung Körpergewicht in den Boden und das Kissen oder die gefaltete Decke ab. Bleiben Sie einige Minuten in dieser Haltung.
- Lösen Sie dann die Beine von der Wand und kommen Sie langsam über die Seite wieder zum Sitzen.

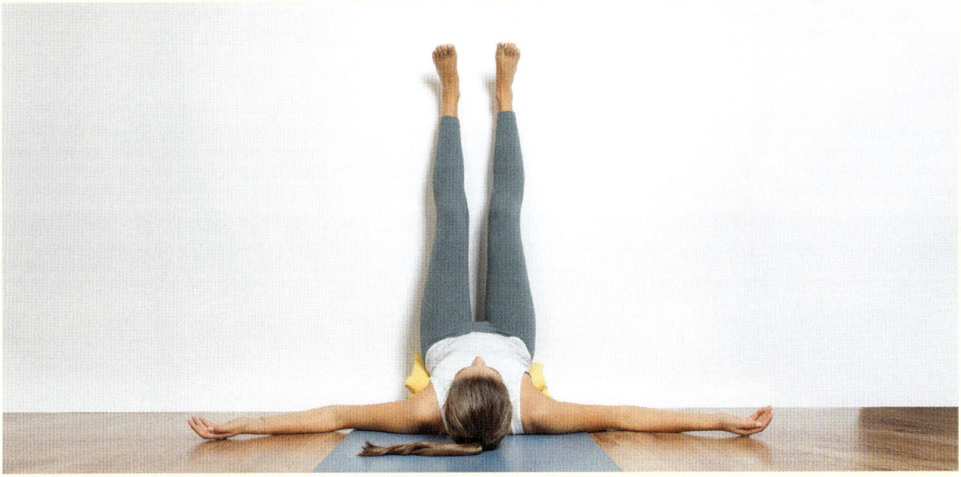

KÄLTE

Nutzen Sie eiskaltes Wasser, denn mit Kälte bringen Sie Ihren Stoffwechsel so richtig in Schwung! Ob bei den alten Römern, bei Pfarrer Kneipp oder in Skandinavien: Therapeutische Anwendungen mit kaltem Wasser haben eine lange Tradition. Das Prinzip ist einfach: Durch sehr kaltes Wasser wird der Körper zur Thermogenese angeregt, also zur körpereigenen Bildung von Wärme. Die dafür nötige Energie bezieht er vor allem aus seinen Fettdepots, und zwar aus sogenanntem braunem Fettgewebe. Das sitzt zwischen den Muskeln und enthält Mitochondrien, die wie eine Heizung Energie verbrennen, um daraus Wärme machen zu können. Im Gegensatz zu weißem Fett, das für unsere Hüftringe verantwortlich ist, gehört das braune Fett also zu den guten Fetten. Durch Kälte wird es aktiviert, Wärme zu produzieren, und zudem schüttet es Hormone aus, die weißes Hüftgoldfett in neues braunes Fett umwandeln.

Kaltes Gesichtsbad

Gewöhnen Sie Ihren Körper langsam an den Kältereiz. Starten Sie mit Gesichtsbädern: Dafür füllen Sie am besten eine Schüssel mit kaltem Wasser und tauchen das Gesicht so lange ein, bis Sie wieder atmen müssen. Wiederholen Sie das mehrmals. Verwenden Sie jeden Tag kälteres Wasser, fügen Sie einfach immer mehr Eiswürfel dazu. Achtung: Die Haut sollte dabei rosig bleiben. Wird sie weiß, brechen Sie das Bad erst mal ab.

Kalte Dusche

Nach einer Woche der Eingewöhnung können Sie sich weiterwagen: Beenden Sie Ihre Dusche mit kaltem Wasser. Bleiben Sie mindestens 30 Sekunden unter dem kalten Wasserstrahl und atmen Sie dabei tief und ruhig. Verkürzen Sie jeden Tag die Dauer des Warmduschens und verlängern Sie gleichzeitig die Kaltduschphase.

Das können Sie noch tun

Trinken Sie öfter ein Glas kaltes Wasser. Schwimmen Sie in kalten Seen, in Flüssen oder im Meer, nicht nur im Sommer. Drehen Sie im Winter die Heizung herunter. Gehen Sie auch im Winter ab und zu ein paar Minuten im T-Shirt raus. Besuchen Sie regelmäßig die Sauna.

WAS KALTES WASSER BEWIRKT

- Es stärkt das Immunsystem.
- Es hemmt Entzündungen.
- Es fördert den Kreislauf und die Durchblutung.
- Es senkt den Blutdruck.
- Es entgiftet die Organe.
- Es steigert den Muskelaufbau.
- Es stärkt das Nervensystem.
- Es wirkt gegen Schlafstörungen.
- Es schenkt Energie.
- Es verbessert das Hautbild.
- Es optimiert die Fettverbrennung.

MORGENROUTINE

»Morgenstund hat Gold im Mund« – wir alle kennen dieses Sprichwort. Und es steckt viel Wahrheit darin: Wer den Morgen bewusst gestaltet, stellt die Weichen für einen guten Tag. Eine Morgenroutine kann für mehr geistige und körperliche Energie, für Konzentration, Fitness und gute Laune sorgen. Manche Menschen stehen bewusst sehr früh auf, um sich eine Stunde oder länger nur sich selbst zu widmen. Dazu können dann Meditation, Affirmationen (das Wiederholen einfacher, positiv formulierter Sätze), Lesen, Tagebuchschreiben oder auch Sport gehören. Doch auch wenn Sie zu den Morgenmuffeln gehören, sollten Sie sich diese Zeit nehmen.
Schon 20 oder 30 Minuten mit einem täglichen Ritual bringen viel für Ihre geistige, seelische und körperliche Gesundheit. Wichtig ist nur, dass Sie diese Routine morgens direkt nach dem Aufstehen durchführen, damit Sie gar nicht erst durch Alltagsdinge davon abgelenkt werden – und dass Sie sie individuell Ihren Bedürfnissen anpassen. Was auf jeden Fall immer dabei sein sollte: Wasser trinken und Bewegung.

IHRE MORGENROUTINE

- Nach dem Aufstehen am offenen Fenster mehrmals tief ein- und ausatmen.
- Zungeschaben, Ölziehen und Zähneputzen (**siehe Seite 27**)
- Ein großes Glas (0,5 l) Wasser oder Zitronenwasser trinken.
- 20 bis 30 Minuten joggen, Yoga praktizieren, aufs Minitrampolin steigen oder ein Bodyweight Training absolvieren (**siehe Seite 115**).
- Eiskalt duschen oder wenigstens am Ende des Duschens so kalt wie möglich abbrausen.
- Statt Frühstück gibt es einen Bulletproof Coffee (siehe Seite 14) oder Sie frühstücken und genießen in aller Ruhe die erste gesunde Mahlzeit des Tages.

So gehen Sie den Tag richtig an

Wenn möglich, atmen Sie ein paar Minuten frische Luft, am besten bei einer Runde Laufen durch den Park oder Yoga vor geöffnetem Fenster. Licht, Luft und Natur sind für uns positive Reize, die den ganzen Tag nachwirken. Viele fühlen sich auch motiviert und leistungsfähiger, wenn sie gleich morgens ihr Bett machen. Andere lieben es, in Ruhe die Zeitung zu lesen oder ein paar Seiten in einem Buch. Wieder andere schwören auf Atemübungen am Morgen oder auf Digital Detox – also den Verzicht auf elektronische Medien.
Nutzen Sie das 3-Wochen-Programm (**siehe Seite 118**), um Ihre Morgenroutine zu etablieren. Sehen Sie den vorgeschlagenen Ablauf als Basis und ändern Sie ihn je nach Ihren Bedürfnissen so, dass Sie ihn auch nach den drei Wochen beibehalten möchten.

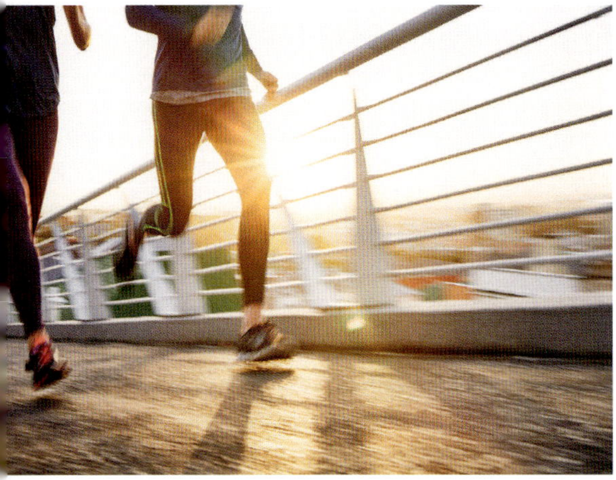

Unabdingbar für Fitness und Gesundheit: Regelmäßige Bewegung! Zum Auftakt genügt ein Spaziergang.

BEWEGUNG

Zu einem ausgeglichenen, gesunden Lebensstil gehört Bewegung unabdingbar dazu. Sport kurbelt den Stoffwechsel an, baut Muskeln auf, steigert die Energie, erhöht die mentale Klarheit und wirkt sogar gegen Depressionen. Und wer abnehmen möchte, sollte sich vor Augen führen, dass regelmäßiger Sport auch im Ruhezustand Kalorien verbrennen lässt. Zusammen mit gesunder Ernährung kann Sport die meisten Alterserkrankungen verhindern oder herauszögern. Damit auch Sportmuffel am Ball bleiben, ist es wichtig, sich einen Sport zu suchen, der Spaß macht und den man einfach in seinen Alltag integrieren kann. Sei es Laufen, Yoga oder Gerätetraining – welchen Sport Sie ausüben, ist egal, Hauptsache, Sie sind regelmäßig aktiv.

Schnell spazieren gehen

Ungeübte sollten sich allmählich steigern, um Frust und Verletzungen vorzubeugen. Ein guter Einstieg kann ein schneller, mindestens 30-minütiger täglicher Spaziergang sein. Trainierte kommen mit HIIT-Training (hochintensives Intervalltraining) rasch zu spürbaren Ergebnissen. HIIT-Training ist effektiv, für Anfänger aber eher nicht geeignet, weil die intensiven Phasen bei Ungeübten zu belastend für Herz und Kreislauf sein können. Ganz im Gegensatz zum Bodyweight Training, das auf den folgenden Seiten vorgestellt wird. Das Bodyweight Workout eignet sich für Anfänger und Fortgeschrittene gleichermaßen.

Jede Bewegung ist gut

Doch auch jede kleine Bewegung im Alltag zählt: Treppe statt Lift benutzen, Rad statt Auto fahren, Fenster putzen, im Garten arbeiten, mit den Kindern toben. Und: Bewegung am Morgen direkt nach dem Aufstehen und auf nüchternen Magen ist doppelt gut, weil der Stoffwechsel sofort in Schwung kommt.

SCHRITTE ZÄHLEN

Wenn Sie abnehmen wollen oder einfach nur Spaß an Gadgets haben, legen Sie sich einen Schrittzähler zu: Er kann dazu motivieren, die täglich gelaufene Schrittzahl zu erhöhen. Und bei 10 000 Schritten verbrennt Ihr Körper bis zu 500 Kalorien.

Das Bodyweight Workout

Zu Hause, im Fitnessstudio, am Strand oder im Büro – dieses Training können Sie immer und überall durchführen. Denn beim Bodyweight Workout kommen Sie ganz ohne Geräte aus. Trainiert wird mit dem eigenen Körpergewicht. Alle Bewegungen beanspruchen die großen Muskelgruppen, während die kleinen Muskeln unterstützend wirken. Der Puls wird in die Höhe getrieben, der Stoffwechsel angekurbelt und alle wichtigen Körperpartien werden gestrafft. Bodyweight Training ist ideal, um ins Krafttraining einzusteigen. Durch das Trainieren ohne Geräte werden die Gelenke nicht überlastet, aber es werden viele Kalorien verbraucht. Über die Anzahl der Wiederholungen und das Tempo lässt sich Bodyweight Training auch ganz einfach in ein Kardio-Workout verwandeln.

FÜR KRAFT UND AUSDAUER

Für die Ausdauer können Sie zum Beispiel eine einzige Übung 10 Minuten lang im Intervall durchführen, also immer 30 Sekunden Aktion, dann 60 Sekunden Pause. Je fortgeschrittener Sie sind, desto länger wird die Belastungszeit und desto kürzer die Erholung: 60 Sekunden Übung, 30 Sekunden Pause. Oder Sie versuchen mal, bei einer Liegestütze die untere Position eine Minute lang zu halten. Die Bewegungsabläufe der einzelnen Übungen ähneln zudem vielen Bewegungen, die man auch im Alltag macht: in die Knie gehen, Dinge heben, sich umdrehen. Für den Alltag brauchen wir die sogenannte flexible Kraft. Je mehr wir davon haben, desto besser arbeiten unsere Muskeln im Team und desto flexibler wird der Körper. Und genau diese Fähigkeiten des Körpers werden mit dem Bodyweight Workout verbessert. Also am besten blättern Sie um zu den Übungen und legen einfach los.

BODYWEIGHT TRAINING – DIE VORTEILE AUF EINEN BLICK

- Einfach und überall trainieren für 0 Euro
- Ideal für Anfänger, aber auch für Profis
- Alle Muskeln werden gleichzeitig trainiert
- Koordination, Balance, Flexibilität und Ausdauer werden verbessert
- Hilft beim Abnehmen
- Macht fit für den Alltag
- Variabel durchführbar, es wird also nie langweilig

WIE OFT TRAINIEREN?

Anfänger sollten für das Bodyweight Workout mit vier Übungen, das auf den folgenden Seiten ausführlich vorgestellt wird, ein bis zwei Mal wöchentlich 30 bis 45 Minuten Zeit einplanen. Fortgeschrittene können je nach persönlicher Kondition mehr trainieren: Empfehlenswert sind drei bis vier Trainingseinheiten pro Woche, jeweils bis zu 45 Minuten lang. Wenn wenig Zeit ist, können auch nur 10 Minuten Training genügen, aber dafür täglich. Jede Übung sollten Sie am besten acht bis zwölf Mal wiederholen.

HÜFTHEBEN

- Auf dem Rücken liegen, beide Füße hüftbreit aufstellen, Arme neben dem Körper ablegen. Po fest anspannen. Das Becken weit Richtung Decke heben.
- Das rechte Bein angewinkelt anheben, bis die Wade parallel zum Boden ist. Drei Sekunden halten, dabei im Becken nicht kippen oder rotieren (1). Den Fuß wieder abstellen, mit links wiederholen. Abwechselnd links und rechts weitermachen.

RÜCK-SCHRITT

- Hüftbreit aufrecht stehen, beide Hände am Hinterkopf verschränken. Stabile Rumpfspannung aufbauen.
- Mit dem rechten Fuß einen weiten Schritt zurückgehen, beide Knie bis zu einem 90-Grad-Winkel beugen. Die hintere Ferse löst sich dabei vom Boden. Der Oberkörper bleibt aufrecht und stabil (2). Kraftvoll wieder nach oben kommen, dann die Übung mit dem anderen Bein wiederholen.

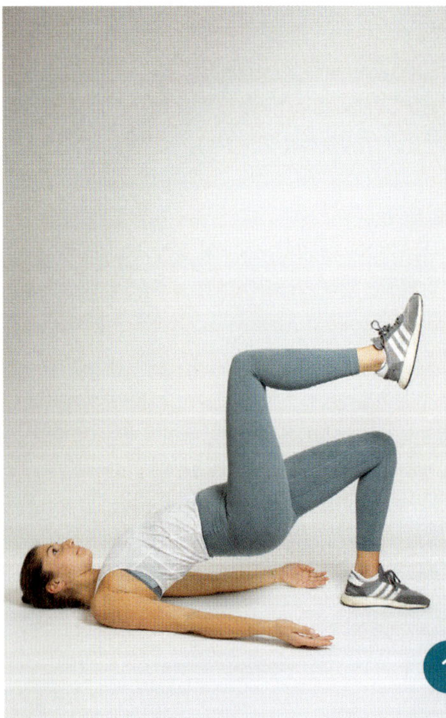
1

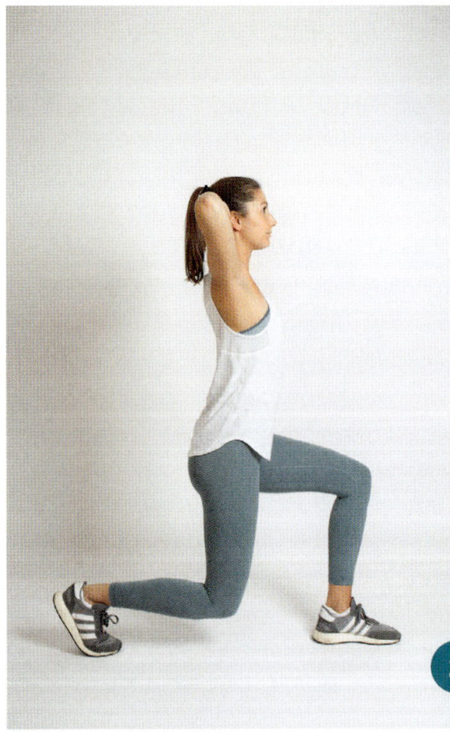
2

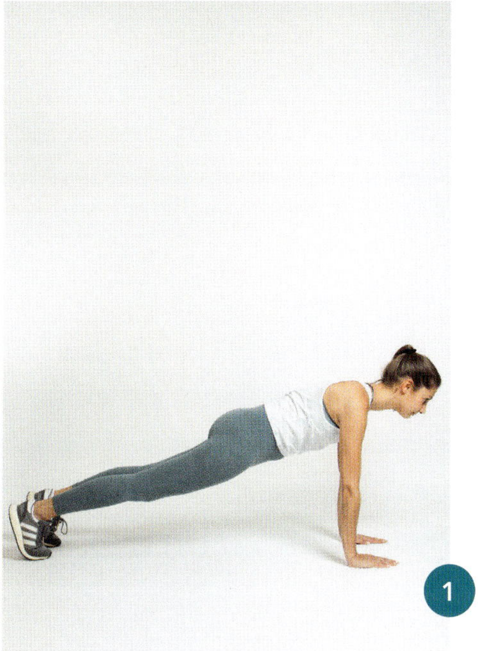
1

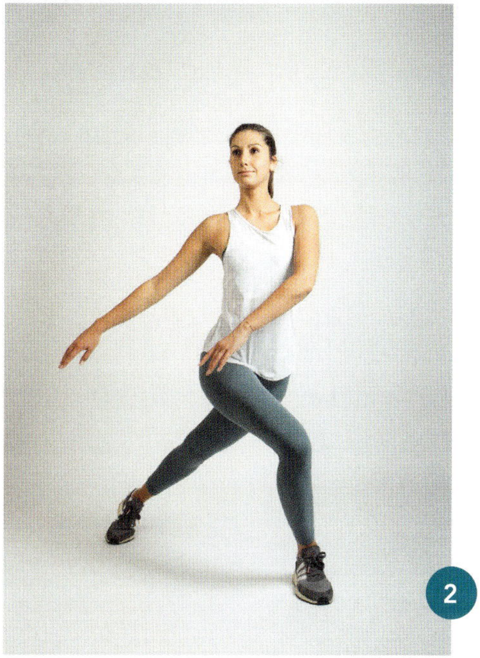
2

WALKING PLANK

- Für den Unterarmstütz (Planke) die Ellenbogen unter den Schultern aufstützen, Beine, Po und Rumpf anspannen und vom Boden abheben. Das Körpergewicht wird von den Zehenspitzen und den Ellenbogen gehalten. Der Körper bildet eine Gerade.
- Jetzt die rechte Hand unter der Schulter aufstellen, Körperlinie stabil halten.
- Linke Hand aufstellen und die Arme durchdrücken (1). Wieder auf die Unterarme absenken und nun mit rechts beginnen.

EINFACHER SKATER-SPRUNG

- Aus dem aufrechten Stand das linke Bein weit hinter dem rechten kreuzen. Dabei mit dem rechten Bein in einen halben Squat (Kniebeuge) kommen. Der Oberkörper bleibt möglichst aufrecht.
- Dann den rechten Arm lang nach rechts schwingen und mit dem linken Arm vor der Hüfte kreuzen (2).
- Weit nach links springen, Arme und Beine wechseln und in schnellen, großen Sprüngen von Seite zu Seite fortfahren.

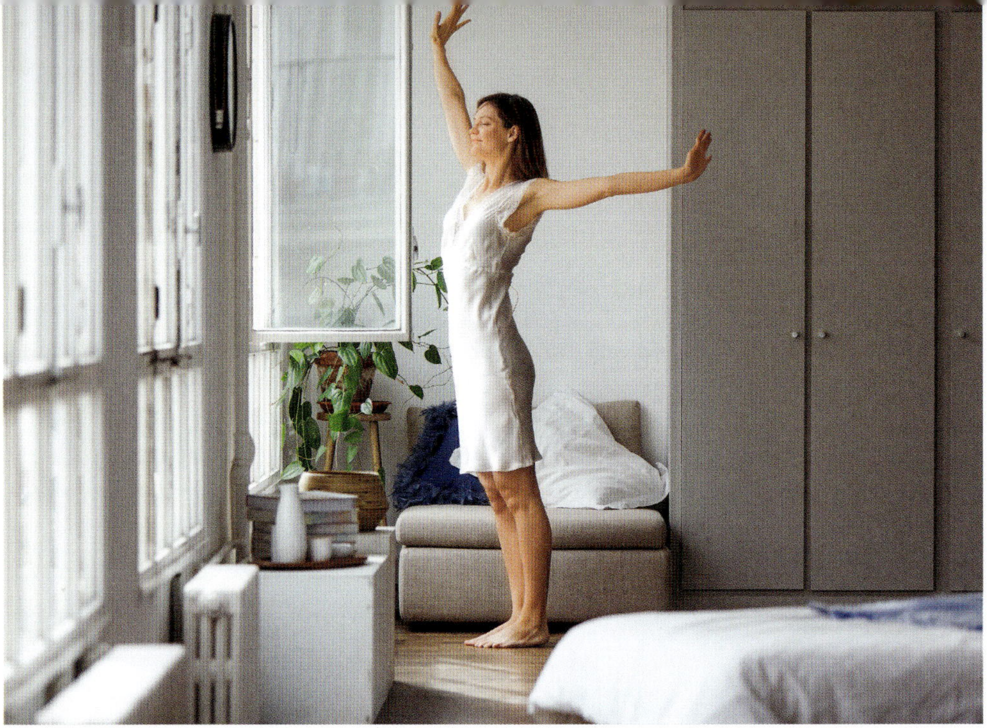

DAS 3-WOCHEN-PROGRAMM

Das dreiwöchige Programm für mehr Gesundheit, Fitness und weniger Kilos vereint drei wichtige Lebensbereiche, die wir bereits kennengelernt haben: Ernährung, Bewegung und innere Balance. Tipps aus traditionellen Heilmethoden wie dem Ayurveda, aber auch aus der aktuellen Biohackerszene und natürlich jede Menge gesunde Fette helfen, Ihren Stoffwechsel anzuregen und die Entgiftung anzukurbeln – so fällt es Körper und Geist leichter, sich von alten Gewohnheiten zu verabschieden und neue, gesündere zu etablieren. Betrachten Sie das Programm als Vorschlag, den Sie nach Ihren Bedürfnissen abändern sollten. Zum Beispiel können Sie beim Intervallfasten die Anzahl der Tage (mindestens zwei pro Woche) und die jeweiligen Essenszeiten Ihren Wünschen anpassen.

Günstig wäre es, die Intervallfastentage von Woche zu Woche zu steigern, zum Beispiel drei Tage in der ersten Woche, vier in der zweiten und schließlich fünf in der dritten.

KICKSTART IN EIN NEUES LEBENSGEFÜHL

Führen Sie das Programm mindestens drei Wochen lang durch, um auch auf der Waage Ergebnisse zu sehen. Um den Einstieg zu erleichtern, lassen Sie am besten in der Woche vor dem eigentlichen Programm schon sukzessive Industriezucker, Weißmehl, Alkohol und Fertiggerichte weg. Beginnen Sie täglich als Erstes mit Ihrer Morgenroutine (**siehe Seite 113**), damit Körper und Geist nicht schon mit anderem belastet sind und die Routine Ihnen Energie für den ganzen bevorstehenden Tag geben kann. Das Programm ist keine Diät im herkömmlichen Sinn: Abnehmen spielt zwar eine Rolle, aber nicht die wichtigste. Der Fokus liegt auf der Verbesserung des Allgemeinbefindens, wozu auch der Aufbau von Muskeln, die Stärkung der Hirnleistung, bessere Laune und ein gut funktionierender Stoffwechsel gehören. Einige überflüssige Pfunde verlieren Sie dadurch quasi nebenbei. Denn wie schon gesagt: Alles beeinflusst sich gegenseitig. Ernährung, mentales Wohlbefinden und Bewegung wirken nicht isoliert voneinander. Wenn Sie sich während der drei Wochen wohlfühlen, können Sie das Programm beliebig verlängern. Oder Sie übernehmen einfach den einen oder anderen Punkt in Ihre Alltagsroutine.

WAS IST BIOHACKING?

Biohacking, auch Do-it-youself-Biologie genannt, ist eine moderne Art der Selbstoptimierung. Biohacker versuchen mit biologischen, chemischen oder physikalischen Hilfsmitteln ihren Körper permanent stark zu verbessern. Der Begriff und die Bewegung kommen aus den USA. Ein wichtiger Vertreter dieses Trends ist der Unternehmer Dave Asprey, der den Bulletproof Coffee (**siehe Seite 44**) erfunden und populär gemacht hat.

Biohacker ähneln den Computerhackern: Wie diesen geht es ihnen darum, ein System auseinanderzunehmen und wieder zusammenzusetzen. Nur tüfteln Biohacker nicht an Programmiersprachen, sondern sie beschäftigen sich mit dem System der menschlichen Biologie. Sie versuchen, ihren Körper und ihren Geist zu verstehen und immer weiter zu optimieren. Im Extremfall testen sie dabei sogar ihr eigenes Erbgut auf Mutationen oder setzen sich Computerchipimplantate unter die Haut.

Doch es hat sich inzwischen auch eine gemäßigte Biohackerszene etabliert, in der Menschen mit natürlichen und traditionellen Methoden versuchen, fitter, gesünder und leistungsfähiger zu werden.

EINE WOCHE IM ÜBERBLICK

Planen Sie Ihren Neustart für mehr Fitness und Wohlbefinden. Hier stellen wir beispielhaft vor, wie eine Woche Ihres Resetprogramms aussehen kann. Das Entspannungsprogramm und die Mahlzeiten können Sie nach Ihren eigenen Bedürfnissen und Vorlieben austauschen. Wichtig ist, dass Sie sich an einen regelmäßigen Ablauf gewöhnen und zumindest während des 3-Wochen-Programms an Ihrem Plan festhalten.

	morgens	mittags	nachmittags	abends
Montag	Morgenroutine **(siehe Seite 113)**, zusätzlich 40–50 Min. Sport nach Wahl, am besten im Freien **Frühstück: Kokosporridge mit Banane**	**Lunch: Caesar Salad mit Kapern**	Viel Wasser, Zitronenwasser oder Kräutertee trinken	Dinner bis 19.00 Uhr: **Lachsröllchen mit Antipastigemüse** Blaues Licht von elektronischen Geräten einschränken, z.B. über die Night-Shift-Einstellung, Yoga, Meditation oder Abendspaziergang
Dienstag	Morgenroutine, Start des Intervallfastens: bei Bedarf 1 Tasse Bulletproof Coffee, schwarzen Kaffee oder grünen/schwarzen Tee (Kräutertee und Wasser nach Belieben)	Fastenbrechen ab 11.00 Uhr mit **Spargel-Shakshuka aus dem Glas**	Viel Wasser, Zitronenwasser oder Kräutertee trinken, Spaziergang bzw. Aufenthalt in der Natur	Dinner bis 19.00 Uhr: **Blumenkohlpizza** Blaues Licht einschränken, Aromaöl-Bad
Mittwoch	Morgenroutine, Intervallfasten s. o., zusätzlich 40–50 Min. Sport nach Wahl, am besten im Freien	Fastenbrechen ab 11.00 Uhr mit **Kartoffeln mit Quark und Leinsamen**	Viel Wasser, Zitronenwasser oder Kräutertee trinken	Dinner bis 19.00 Uhr: **Grünkohl-Walnuss-Salat** Blaues Licht einschränken, Stretching, Meditation oder Abendspaziergang

	morgens	mittags	nachmittags	abends
Donnerstag	Morgenroutine, Intervallfasten s. o.	Fastenbrechen ab 11.00 Uhr mit **Blumenkohl-Eier-Salat**	Viel Wasser, Zitronenwasser oder Kräutertee trinken, Spaziergang bzw. Aufenthalt in der Natur	Dinner bis 19.00 Uhr: **Ofengemüse mit Macadamiacrunch** Blaues Licht einschränken, Yoga, Meditation oder Spaziergang
Freitag	Morgenroutine, zusätzlich 40–50 Min. Sport nach Wahl, am besten im Freien Frühstück: **Chia-Pudding mit Beeren**	Lunch: **Gurken-Wakame-Salat**	Viel Wasser, Zitronenwasser oder Kräutertee trinken	Dinner bis 19.00 Uhr: **Brokkolisuppe mit Walnussöl** Blaues Licht einschränken, Aromaöl-Bad
Samstag	Morgenroutine, Frühstück: **White oder Spicy Green Smoothie**	Lunch: **Wassermelone vom Grill mit Satésauce**	Viel Wasser, Zitronenwasser oder Kräutertee trinken, Spaziergang bzw. Aufenthalt in der Natur	Dinner bis 19.00 Uhr: **Steckerlfisch-Teriyaki**, heute ist 1 Glas Wein erlaubt Blaues Licht einschränken, Stretching, Meditation
Sonntag	Morgenroutine, zusätzlich 40–50 Min. Sport nach Wahl, am besten im Freien Frühstück: **Mandelmuffins**	Lunch: **Avocadosalat mit Heidelbeeren**	Viel Wasser, Zitronenwasser oder Kräutertee trinken	Dinner bis 19.00 Uhr: **California Veggie-Sushi** Blaues Licht einschränken, Spaziergang

Was tut mir gut und passt zu meinem Alltag? Planen Sie Ihr Resetprogramm ganz individuell.

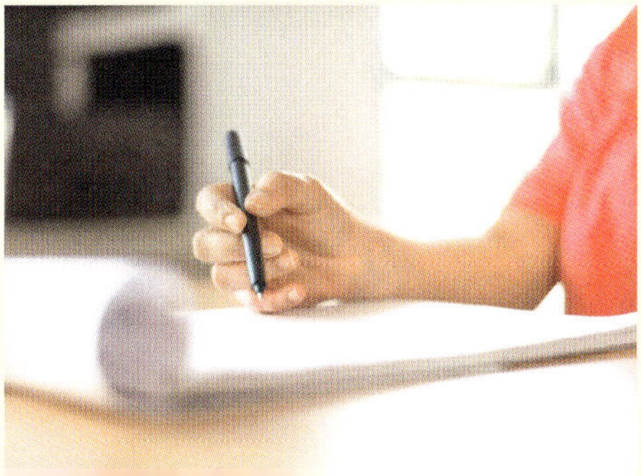

SCHLAFROUTINE

Gehen Sie immer zur gleichen Zeit zu Bett und schlafen Sie sieben bis acht Stunden bei 16–18 Grad Raumtemperatur. Dunkeln Sie Ihr Schlafzimmer gut ab und verbannen Sie elektronische Geräte daraus.

BÜCHER, DIE WEITERHELFEN

Asprey, Dave
Hirntuning
riva, München

Bennett, Susanne
Mitochondrienpower – Ihr Ernährungsprogramm
Trias, Stuttgart

Elrod, Hal
Miracle Morning – die Stunde, die alles verändert
Irisiana, München

Fiebig, Hans-Jochen; Matthäus, Bertrand; Schiekiera, Kirsten
Warenkunde Öl
Stiftung Warentest, Berlin

Gotzler, Max
Biohacking
riva, München

Hyman, Mark
Iss fett, werde schlank
riva, München

Kast, Bas
Der Ernährungskompass
C. Bertelsmann, München

Leitz, Anja
Fett – Das Handbuch für den optimierten Stoffwechsel
riva, München

Strunz, Ulrich; Jopp, Andreas
Fit mit Fett – Die Omega-3-Revolution
Heyne, München

Vogel, Leanne
Die Keto-Diät
riva, München

GRÄFE UND UNZER VERLAG

Bingemer, Susanna
Chia – das Superkorn für den Stoffwechsel-Kick

Bingemer, Susanna
Superfoods – Kraftpakete aus der Natur

Bracht, Petra
Intervallfasten: Für ein langes Leben – schlank und gesund

Dahlke, Ruediger
Peace Food: Keto-Kur

Kerner, Maiko; Vormann, Jürgen
Low Carb High Fat für Einsteiger

Vormann, Jürgen; Stenger Malika
Low Carb High Fat vegetarisch

Vormann, Jürgen; Stenger Malika
Superfood Kokosnuss

Vormann, Jürgen
Low Carb High Fat – Der Nährwert-Kompass

ADRESSEN, DIE WEITERHELFEN

Internet-Links

www.bzfe.de
Auf der Seite des Bundeszentrums für Ernährung (BZfE) gibt es ein breites Informationsangebot. Mit Lebensmittelkunde und Infos zu nachhaltigem Konsum.

https://justgetflux.com
Für besseren Schlaf: Kostenlose App, die am Abend das blaue Lichtspektrum aus den Bildschirmen von Computer und Co. nimmt.

http://olivenoel.ingds.de
Verein Informationsgemeinschaft Olivenöl e. V. mit Infos rund um natives Olivenöl.

https://www.wwf.de/aktiv-werden/tipps-fuer-den-alltag/vernuenftig-einkaufen/einkaufsratgeber-fisch
Infos des WWF über nachhaltige Fischerei, mit Einkaufsratgeber.

Bezugsadressen

www.algomed.de
Online-Verkauf von reinen Chlorella-Algen einer deutschen Algenfarm.

https://www.brain-effect.com
Der Shop für Leistungssportler und Biohacker vertreibt ein besonders effektives MCT-Öl nur aus C8-Säuren.

https://www.drgoerg.com
Premium-Kokosnussöl in biologischer Qualität und fair gehandelt.

www.keimling.de
Der älteste Rohkostversand Deutschlands führt neben Ölen, Nüssen und Algenpulver auch ein eigenes frisch gepresstes Leinöl.

www.ketoladen.de
Der Shop bietet von Lebensmitteln bis zu Kochrezepten alles rund um die ketogene Ernährung.

https://kokosoel.guru
Natives Kokosnussöl in Bioqualität, außerdem hochwertiges MCT-Öl, das aus Bio-Kokosöl hergestellt wird.

www.nu3.de
www.nu3.ch
Der große Online-Shop für Naturkost, Superfoods und Nahrungsergänzung in Deutschland und der Schweiz verkauft neben Algenpulver, Nüssen, Samen und Ölen auch das Süßungsmittel Erythrit.

https://oelfreund.de
Leinöl, Leindotteröl und viele Öle mehr, frisch gepresst aus der Bio-Ölmühle.

https://www.oelmuehle-solling.de/speiseoele
Ausgesuchte hochwertige native Öle in Bioqualität.

https://simplyketo.de
Das Berliner Café mit Online-Shop bietet alles rund um die Keto-Ernährung, auch ein eigenes MTC-Öl.

SACHREGISTER

REZEPTREGISTER

Wichtiger Hinweis

IMPRESSUM

Projektleitung: Silvia Herzog, Nadine Widl
Lektorat: Ulrike Geist
Korrektorat: Christian Wolf
Bildredaktion: Henrike Schechter
Umschlaggestaltung und Layout: independent Medien-Design, Horst Moser, München
Herstellung: Martina Koralewska
Satz: griesbeckdesign, München
Reproduktion: Medienprinzen GmbH, München
Druck und Bindung: Firmengruppe APPL, aprinta druck, Wemding
Printed in Germany

ISBN 978-3-8338-6835-1

1. Auflage 2019

GRÄFE UND UNZER

Ein Unternehmen der
GANSKE VERLAGSGRUPPE

Die GU-Homepage finden Sie unter www.gu.de

Bildnachweis

Cover: Jochen Arndt
Fotoproduktion innen: Coco Lang
Übungsbilder: Mira Flatt, Kristin von Jarmerstedt
Illustrationen: Claudia Lieb

Weitere Fotos: F1online: S. 6, 34, 114; fotolia: S. 48 Innenklappe hinten links (Hanfsamen); Getty Images: S. 42, 104, 107, 118; GU Archiv: S. 13 (Klaus Maria Einwanger), 14 (mona binner PHOTOGRAPHIE), 36 (Kramp&Gölling); istockphoto: S. 17, 32, 40, 45, 50, 56, 109, Innenklappe vorne (beide), Innenklappe hinten links (Walnüsse), Innenklappe hinten rechts (Avocado, Butterflocken), U3; mauritius images: S. 46, 54, 121; plainpicture: S. 8, 102, U4 rechts; Privat: S. 4; seasons.agency: S. 20 (Stefan Bleschke); shutterstock: Innenklappe hinten (Leinsamen, Rapsblüte); Stocksy: S. 24

Syndication: www.seasons.agency

Umwelthinweis

Dieses Buch wurde auf PEFC-zertifiziertem Papier aus nachhaltiger Waldwirtschaft gedruckt.

QUALITÄTS G|U GARANTIE

LIEBE LESERINNEN UND LESER,
wir wollen Ihnen mit diesem Buch Informationen und Anregungen geben, um Ihnen das Leben zu erleichtern oder Sie zu inspirieren, Neues auszuprobieren. Wir achten bei der Erstellung unserer Bücher auf Aktualität und stellen höchste Ansprüche an Inhalt und Gestaltung. Alle Anleitungen und Rezepte werden von unseren Autoren, jeweils Experten auf ihren Gebieten, gewissenhaft erstellt und von unseren Redakteuren/innen mit größter Sorgfalt ausgewählt und geprüft.

Haben wir Ihre Erwartungen erfüllt? Sind Sie mit diesem Buch und seinen Inhalten zufrieden? Haben Sie weitere Fragen zu diesem Thema? Wir freuen uns auf Ihre Rückmeldung, auf Lob, Kritik und Anregungen, damit wir für Sie immer besser werden können. Und wir freuen uns, wenn Sie diesen Titel weiterempfehlen, in Ihrem Freundeskreis oder bei Ihrem online-Kauf.

Sollten wir Ihre Erwartungen so gar nicht erfüllt haben, tauschen wir Ihnen Ihr Buch jederzeit gegen ein gleichwertiges zum gleichen oder ähnlichen Thema um.

KONTAKT
GRÄFE UND UNZER VERLAG
Leserservice
Postfach 86 03 13
81630 München
E-Mail: leserservice@graefe-und-unzer.de

Telefon: 00800 / 72 37 33 33*
Telefax: 00800 / 50 12 05 44*
Mo-Do: 9.00-17.00 Uhr
Fr: 9.00-16.00 Uhr
(*gebührenfrei in D,A,CH)

www.facebook.com/gu.verlag

MEHR ENERGIE, MEHR WOHLBEFINDEN!

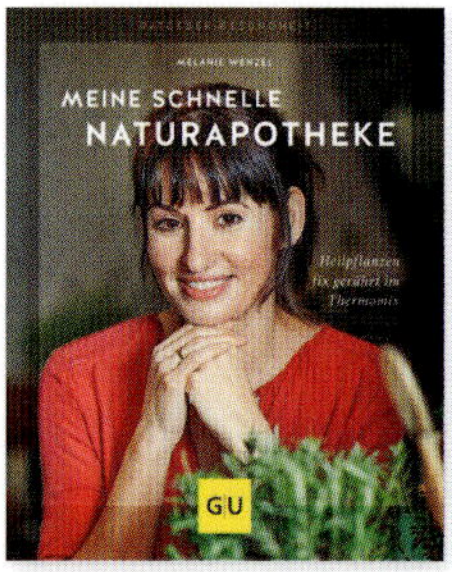

ISBN 978-3-8338-6595-4

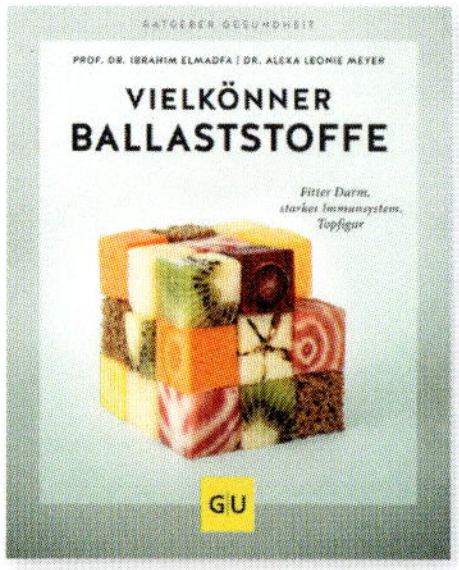

ISBN 978-3-8338-6657-9

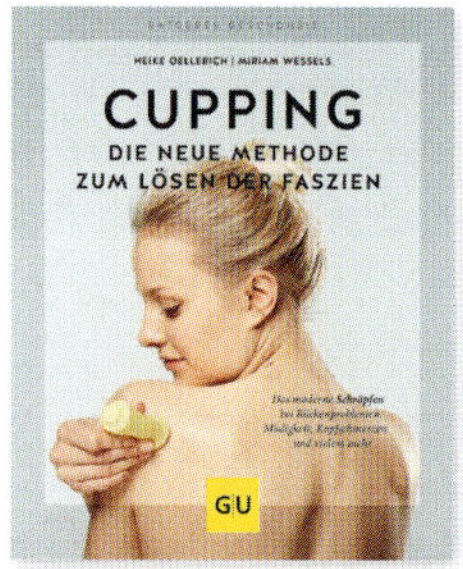

ISBN 978-3-8338-6611-1

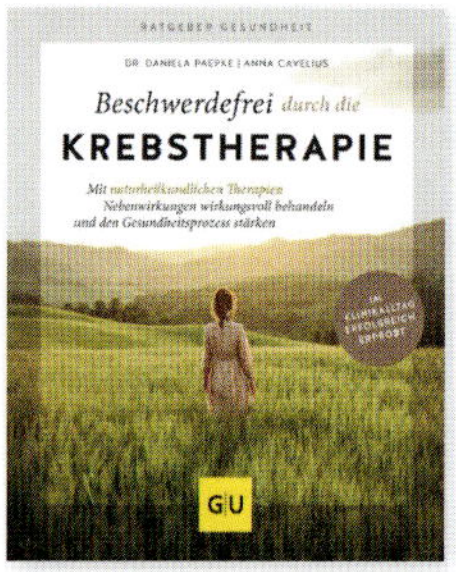

ISBN 978-3-8338-6224-3

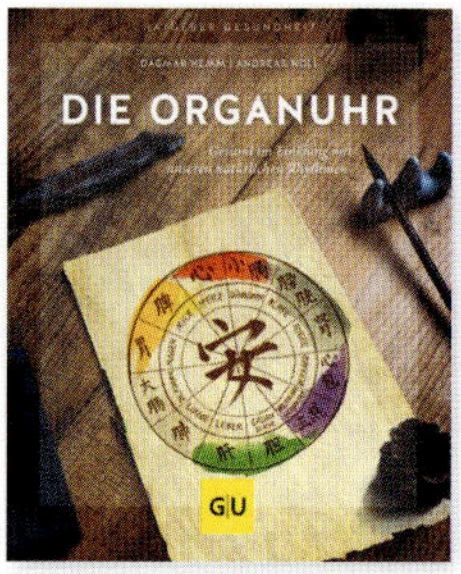

ISBN 978-3-8338-6652-4

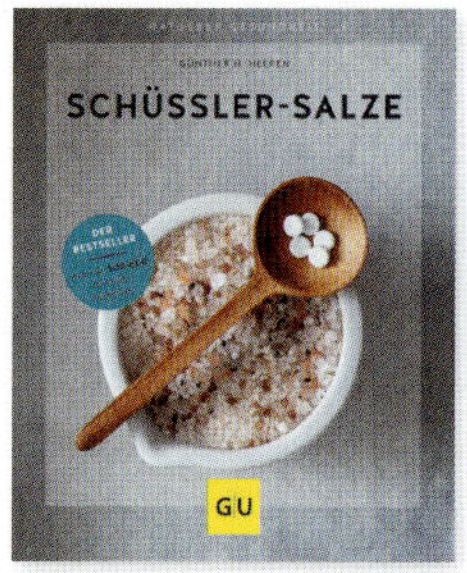

ISBN 978-3-8338-6655-5

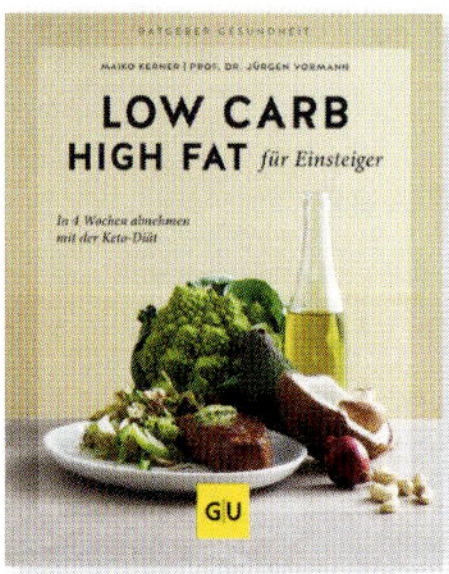

ISBN 978-3-8338-6653-1

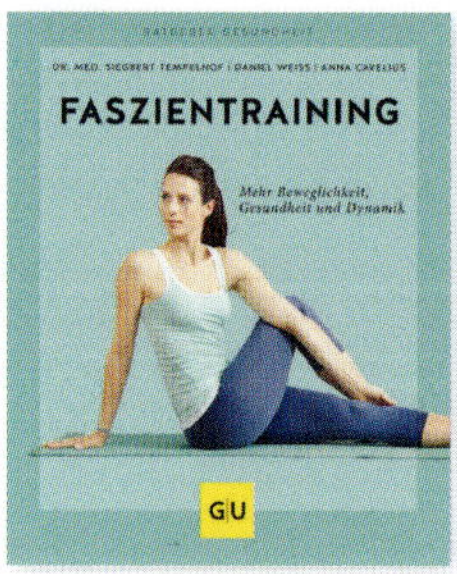

ISBN 978-3-8338-6651-7

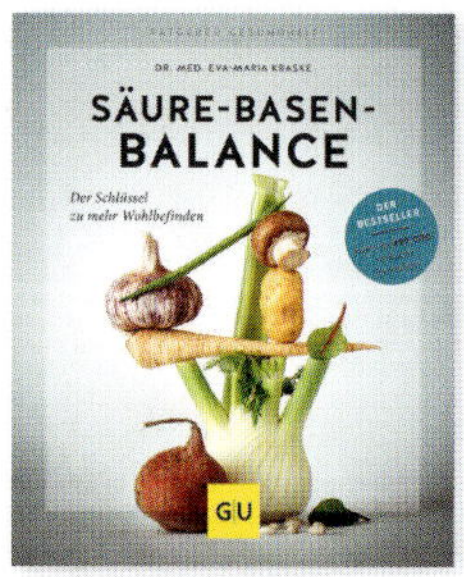

ISBN 978-3-8338-6654-8

e Alle hier vorgestellten Bücher sind auch als eBook erhältlich.

GU

Mehr von GU auf **www.gu.de** und **facebook.com/gu.verlag**

SCHLANK & FIT MIT GESUNDEN FETTEN

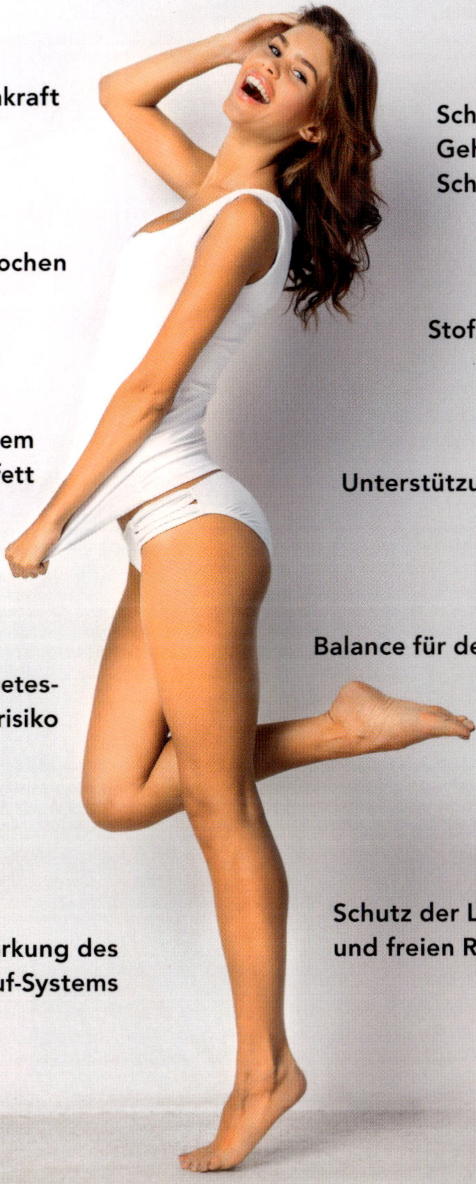
Erhalt der Sehkraft
Schnelle Energie für das Gehirn und vorbeugender Schutz vor Demenz
Kräftigung der Knochen
Stoffwechsel in Topform
Abbau von gefährlichem Bauchfett
Unterstützung des Immunsystems
Balance für den Hormonhaushalt
Geringeres Diabetes- und Brustkrebsrisiko
Schutz der Leber vor Giftstoffen und freien Radikalen
Stärkung des Herz-Kreislauf-Systems

ÖFFNEN

WENN SIE ETWAS BRUTZELN WOLLEN …

Diese Öle und Fette können Sie gut erhitzen. Verwenden Sie sie zum Braten, Backen und Frittieren. Sobald sich über erhitztem Fett oder Öl sichtbarer Rauch oder Dampf bildet, sollten Sie die Temperatur reduzieren.

Rapsöl (mittlere Temperatur)

Olivenöl (mittlere Temperatur)

Palmfett (hohe Temperatur)

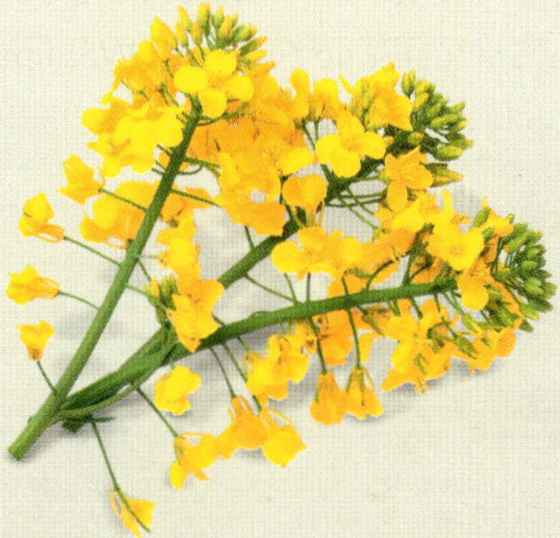

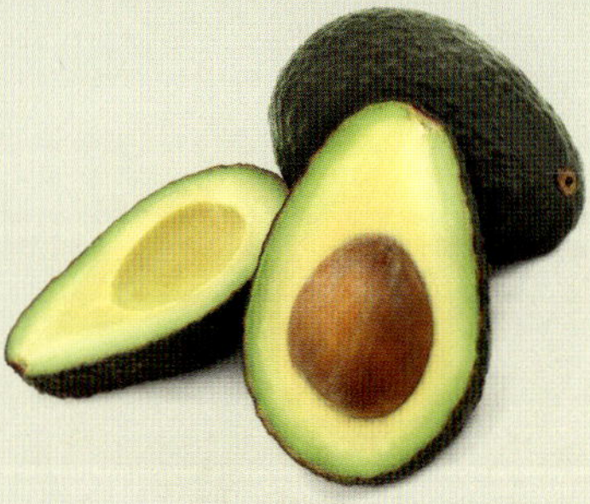

raffiniertes Avocadoöl (hohe Temperatur)

Kokosöl (hohe Temperatur, auch zum Backen geeignet)

raffiniertes Rapsöl (hohe Temperatur)

Butter und Butterschmalz (mittlere Temperatur, auch zum Backen geeignet)

WELCHES FETT WOFÜR?

WENN DIE KÜCHE KALT BLEIBT …

Diese Öle sollten Sie kalt verwenden. Sie eignen sich für Salate, Dips oder zum Beträufeln von gegrilltem Gemüse und Suppen. Wählen Sie für die kalte Küche hochwertige, native Öle, die viele wertvolle Fettsäuren und das volle Aroma mitbringen.

Leindotteröl

Weizenkeimöl

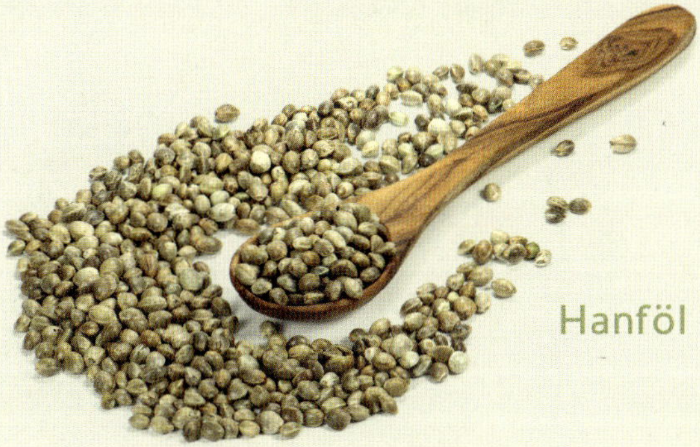

Hanföl

Walnussöl

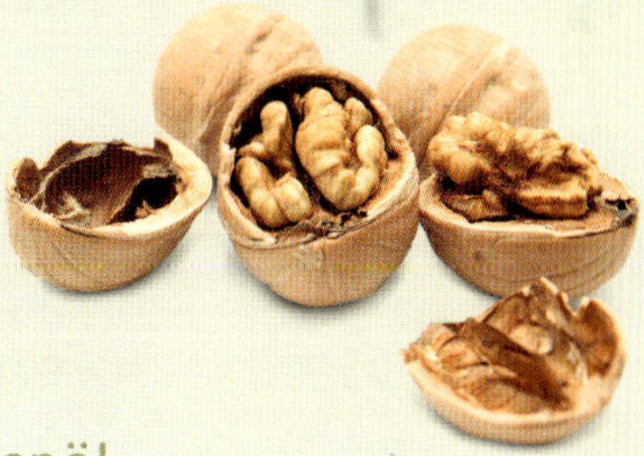

Chiaöl

Leinöl

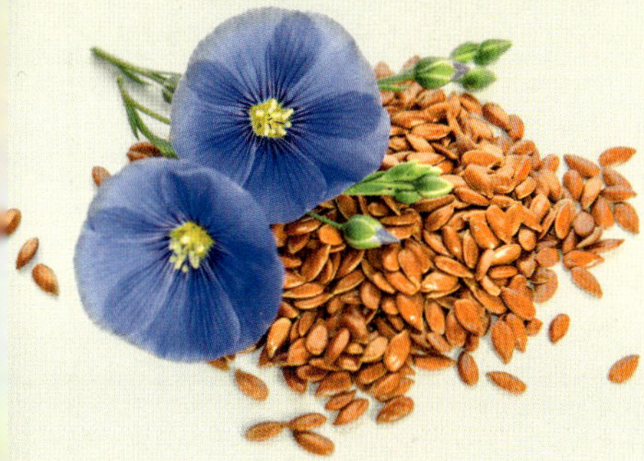

natives Olivenöl

natives Avocadoöl

VOLL FETT GENIESSEN

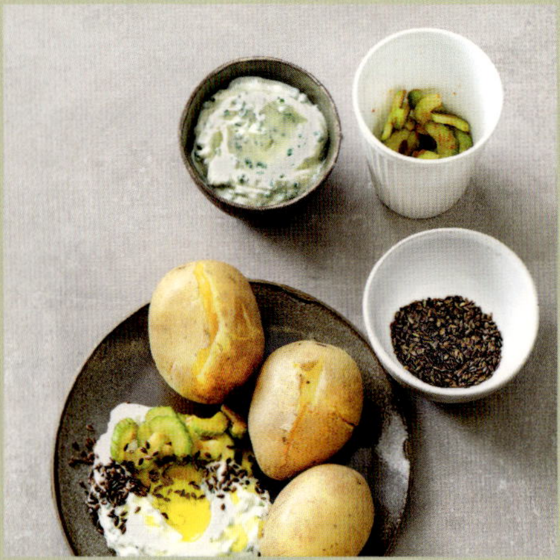

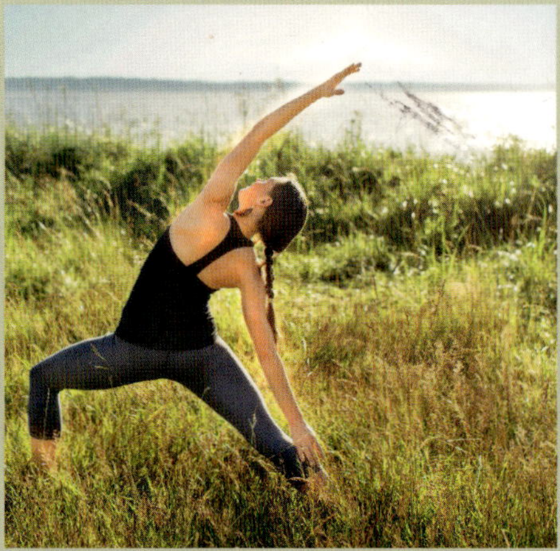

Alles Wissenswerte über gute und schlechte Fette und ihre vielfältigen Wirkungen in unserem Körper.

Porträts der wichtigsten gesunden Fettlieferanten und mehr als 50 Rezeptideen vom Frühstück bis zum Dessert.

Viele Tipps und ein ganzheitliches 3-Wochen-Programm für einen rundum gesunden Lebensstil.

WG 461 Ernährung
ISBN 978-3-8338-6835-1
9 783833 868351
PEFC
PEFC/04-32-0928
€ 14,99 [D]
€ 15,50 [A]
www.gu.de